# 注意缺陷多动障碍儿童心理治疗
## ——系统式执行技能多家庭团体训练

主　编　钱　英

副主编　杨　莉

编　者　（以姓氏汉语拼音排序）

　　　　高兵玲（北京大学首钢医院）

　　　　钱　英（北京大学第六医院）

　　　　王　冲（北京市朝阳区第三医院）

　　　　杨　莉（北京大学第六医院）

北京大学医学出版社

ZHUYI QUEXIAN DUODONG ZHANGAI ERTONG
XINLI ZHILIAO—XITONGSHI ZHIXING JINENG
DUOJIATING TUANTI XUNLIAN

**图书在版编目（CIP）数据**

注意缺陷多动障碍儿童心理治疗：系统式执行技能
多家庭团体训练 / 钱英主编. —北京：北京大学
医学出版社，2018. 5（2025. 4 重印）
　ISBN 978-7-5659-1765-3

Ⅰ. ①注… Ⅱ. ①钱… Ⅲ. ①儿童多动症 –
精神疗法 – 手册 Ⅳ. ① R748-62

中国版本图书馆 CIP 数据核字（2018）第 037484 号

**注意缺陷多动障碍儿童心理治疗——系统式执行技能多家庭团体训练**

主　　编：钱　英
出版发行：北京大学医学出版社
地　　址：（100191）北京市海淀区学院路 38 号　北京大学医学部院内
电　　话：发行部 010-82802230；图书邮购 010-82802495
网　　址：http://www.pumpress.com.cn
E - m a i l：booksale@bjmu.edu.cn
印　　刷：北京瑞达方舟印务有限公司
经　　销：新华书店
责任编辑：靳新强　　责任校对：金彤文　　责任印制：李　啸
开　　本：889 mm×1194 mm　1/32　印张：4.125　字数：107 千字
版　　次：2018 年 5 月第 1 版　2025 年 4 月第 5 次印刷
书　　号：ISBN 978-7-5659-1765-3
定　　价：20.00 元

# 序

注意缺陷多动障碍（attention deficit hyperactivity disorder，ADHD）发病率高（4.31% ~ 5.83%），危害重，不仅导致患者的学业和社会生活能力低下，而且合并酒药滥用、违法犯罪等问题是正常儿童的 5 ~ 10 倍，因此，是重要的儿童心理卫生问题。其主要的治疗方式为药物治疗，由于不良反应明显地影响到治疗依从性（脱落率可高达 65%），因此，近年来专业人员不断探索ADHD 的非药物治疗方式。

目前，认知行为治疗、家属教育等心理治疗方式已经被纳入我国 ADHD 治疗指南，但尚缺乏具体的操作流程和规范。市面上涉及这一领域的工具书也寥寥无几。自 2006 年起，我课题组在参考美国 Guare 执行功能训练基础上，开始探索适合中国 ADHD 儿童的执行技能训练方案。十余年来，历经帅澜博士、杨莉副教授、钱英副主任医师的数次修订完善，以及开放性研究、随机对照研究对疗效的反复验证，2017 年终于形成了较为完善的系统式执行技能多家庭团体训练治疗方案。为满足日益增长的患者对非药物治疗的强烈需求，并方便临床工作者学习参考，钱英和杨莉还组织编写了这本训练手册。

本书紧扣临床操作的具体需要和患者家庭的实际问题进行展开，对理论知识的介绍系统深入，对操作规范和流程的描述具体详实，对家属疑问的解答通俗实用，因此具有很强的操作指导意义和临床实用性。

2017.10.10

# 前　言

我从业精神科已有 14 个年头。最初我以药物治疗为主，我发现尽管很多患者用药后症状显著改善，但他们的社会功能（学业、职业、人际交往能力等）却远恢复不到理想状态。所以，后来我倾向于药物联合个体或单家庭心理治疗，的确，经我治疗的患者疗效显著提升，尤其是在社会功能层面。但是由于心理治疗耗时长的局限性，我个人能帮助到的患者数量非常有限。怎样才能更高效地帮助到更多的患者呢？我们需要一种有明确操作流程、方便治疗师学习掌握，而且可以一次治疗多名患者的心理治疗方式。正当我为此苦恼时，我的导师王玉凤教授安排我和杨莉副教授继续负责 ADHD 团体执行技能训练项目。这无疑为我们解决临床中的困难打开了一扇窗。

本训练最初主要针对 ADHD 儿童，我们发现这种形式家属的参与度不足，往往疗效也大打折扣。如何同时调动家属和儿童对训练的参与度呢？我们通过近 10 年的临床实践和研究总结发现，以多家庭团体治疗的形式来开展执行技能训练是疗效最佳的。为进一步推广该治疗方案，使广大患者及临床工作者受益，我们决定出版这本训练手册。以下为训练手册的简介。

系统式执行技能多家庭团体训练是我们在参考美国 Guare 执行功能训练基础上，结合我国国情改良的综合团体治疗方案。本方案是通过每周 2 小时、持续 12 周的多家庭团体治疗的方式，指导家庭习得认知行为治疗原则，从而形成治疗师指导示范、家属协助、患儿自助实施执行技能训练计划的非药物治疗。我们已经通过开展随机对照研究验证了该方案的疗效。

本书包括 ADHD 疾病概述（疾病特征、流行病学、诊疗、执行功能特征）、系统式执行技能多家庭团体训练理论体系（团体治疗、家庭治疗、认知行为治疗）、训练实施步骤流程和 ADHD 儿童家庭常见问题解答四大模块。

本书具有如下特性：①书中涉及的数据及知识点，均来自国内外权威杂志、书籍或本课题组的研究发现，专业性强。②书中介绍的治疗方案，是在 ADHD 执行功能缺陷理论模型基础上研发，结合了儿童心理治疗的起效要素，并结合我国国情和临床实际情况修订而成，其疗效经过开放性试验、随机对照试验、随访等设计严谨的科学程序，因此科学性强。③本书用通俗的语言，简明扼要地描述了 ADHD 疾病的特征、多家庭团体治疗技能训练治疗理论和操作流程及常见问题解答。本书紧扣临床操作的具体需要和患者家庭的实际问题展开，这些需要和问题都源自 10 年来课题组专业人员的总结和患者家庭的真实提问。因此，本书不仅可满足医疗机构专业人士的需求，也可解答 ADHD 患儿家庭的困惑，具有较强的实用性。

在此，特别感谢王玉凤教授、杨莉副教授对训练方案的选择和指导，感谢帅澜博士的前期研究探索，感谢陈敏、范自立、高兵玲、王冲、孙晓军、耿岩、林华霆等在后期研究论证和临床实践中的付出，也感谢那些信任和参与我们训练项目的家庭。

钱英

2017.10.18 于北京

# 目　录

# 部分家长感言

家长一：

三个月很快过去了，首先特别感谢钱老师的团队为我们每个家庭做出的努力，老师们给出了很多适用的方法和认识上的点拨，会让我们的管教少走弯路，相信上完这两期课程后，我们家长会更加理解、更加包容我们的孩子。

其次，把上完这两期课程后自己的一点认识做个总结，正确认识 ADHD，接受这个事实，改变我们自己的看法和行为，不断地完善自己的方法，持续坚持做下去，我们的孩子将来有很多选择，他们长大了能很好地接纳自己，欣赏自己这是我的努力方向。

家长二：

是啊，我想对于 ADHD，可能很长时间我们没法改变很多，但承认它，接受它，能使我们生活得轻松一些。

家长三：

我问：你挺喜欢来这里（北京大学第六医院）的是吧？

娃答：是的。

我问：你为什么喜欢来？

我总结了一下他的回答：①这里老师比较理解他；②可以学东西；③喜欢打沙包。

家长四：

感谢北京大学第六医院的老师们对家长和孩子们的耐心帮助！这段时间来上课，我感觉自己和孩子一样特别愿意来，很多时候对自己的焦虑是一种缓解，帮助我拨清眼前的迷雾，认清现实和未来，学习如何解决碰到的问题。

祝愿群里的小朋友们不断进步！

祝愿老师们工作顺利，能帮助到更多需要帮助的人！

# 第一章 训练设计理论基础

系统式执行技能多家庭团体训练针对注意缺陷多动障碍（attention deficit hyperactivity disorder，ADHD）的核心执行功能缺陷，以 Dawson 和 Guare（2004）的执行功能训练方案为基础，以反应抑制、时间管理的技能培训为主要内容，整合了持续注意、转换、任务启动、工作记忆等技能训练内容，通过开展儿童课堂、多家庭现场团体和家属教育，试图通过改善患儿的核心执行功能缺陷，以进一步改善核心症状和社会功能受损症状。

## 第一节 儿童 ADHD 概述

注意缺陷多动障碍是一种以注意力不集中、多动冲动为特征性表现的神经发育障碍。通常儿童期起病，部分患儿可以持续到成年期。

目前 ADHD 的患病率在世界范围内呈增长趋势，2015 年的 175 项研究的荟萃分析显示其患病率达到 7.20%，中国人群中 ADHD 发病人群是 6.26%。

### 一、ADHD 的主要临床表现

（一）注意障碍

在听课、做作业或其他活动中难以保持注意力；不能注意细节、常因粗心犯错；且容易因外界刺激而分心走神；容易丢三落四，遗忘物品、活动安排等。

（二）多动冲动行为

常显得安静不下来，小动作多，在要求安静的场合难以保持安静，到处攀爬、乱跑，话多，在他人讲话时插嘴、打断他人谈话；扰乱同伴的游戏，不能耐心等待排队；行动前缺乏思考、不顾后果，因此有时与他人发生争吵打斗等。

（三）学习困难

因为注意力缺陷与多动影响了患儿的听课效果、作业完成情况、考试成绩，致使学业成绩差，低于其智力所应该达到的学业成绩。

（四）共病

ADHD儿童常共病神经精神发育异常、品行障碍、情绪障碍等。

1．神经精神发育异常

患者的精细动作、协调运动、空间位置觉等发育较差，对系鞋带、扣纽扣等不能灵便。部分患儿伴有语言发育延迟、语言表达能力低下、智力低下等。

2．品行障碍

可表现为攻击性行为，如辱骂、打人、破坏他人财物、虐待动物和他人、抢劫等；或表现出不符合社会准则、道德规范的行为，如说谎、逃学、流浪、偷盗、抢劫、猥亵、酒药滥用等。

3．情绪障碍

常伴有情绪不稳、易怒、发脾气、挫败感强、焦虑、抑郁，有时会出现暴怒、攻击行为等。

## 二、ADHD病因

ADHD目前病因不明，被认为是由多种生物因素、心理和社会因素所致的一种综合征。

（一）遗传因素

研究发现 ADHD 具有家族聚集性，且其家族的男性成员中酗酒、反社会人格比例也较高，女性癔症比率较高。双生子研究发现，单卵双生的同病率为 51% ～ 64%，双卵双生子的同病率也达到 33%，两者同病率明显高于正常双生子。肯定的遗传方式目前不明，多认为是多基因多阈值的遗传方式。

（二）神经发育延迟

ADHD 儿童往往于围生期并发症多，开口说话较晚，动作笨拙，平衡、精细运动不协调等。脑电图提示大脑醒觉不足的慢波多，这些慢波经过药物治疗或随着年龄增大而逐渐减少或消失。

（三）神经生化改变

体内的去甲肾上腺素（NE）、5- 羟色胺（5-HT）、多巴胺（DA）三种神经递质在 ADHD 发病中起重要作用，DA、NE 和 5-HT 的浓度或功能不足是 ADHD 的基本生化改变。

（四）社会心理因素

社会心理因素在 ADHD 发病中多起到诱发作用，并且影响到病情的严重程度和预后。这些社会心理因素包括家庭气氛紧张、父母不和、家庭内暴力、儿童虐待、养育者过于追求安静的性格、父母离异、父母教育观点不一致、缺乏母爱或母爱被剥夺、家庭经济困难、学习负担过重、学习习惯不良、老师教育方法不当、缺乏对儿童的理解等。

## 三、ADHD 的危害

（一）学业困难

ADHD 儿童由于在学习上不能专注、多动冲动、工作记忆等执行技能较差影响了听课效率、作业完成情况、考试完成情况，致使学业成绩差，低于其智力所应该达到的学业成绩。

（二）人际交往困难

因学业受挫、多动、冲动等特点，ADHD儿童难以遵守甚至破坏游戏秩序，或因不一致而与伙伴发生冲突、争执，或常受老师家长批评，而时常被孤立、歧视，出现人际交往困难。

（三）个人情绪问题

因违反课堂纪律、学业成绩差、冲动行为、人际交往问题等，患者的受挫、失败、被批评的体验较多，ADHD患者自我评价低，常有愤怒、无助、焦虑、抑郁等症状。

（四）品行问题

因自控力差、易受不良影响，可发生说谎逃学、参予打架斗殴事件，甚至走上犯罪道路。ADHD儿童合并反社会、酒药滥用、违法犯罪等问题是正常儿童的 5 ～ 10 倍；患者成年后将出现受教育程度、职业功能、社会关系等多方面的功能障碍。

（五）对家庭的影响

ADHD儿童由于学习困难、多动冲动、不遵守课堂纪律、与同学冲突等，家长常被老师叫去学校面谈，家长的压力增加，负性情绪增多，对孩子进行责骂棍棒教育。且由于孩子在家也有注意力不集中、不听话、情绪不稳的情况，家长和孩子时常出现冲突，家长有时打骂孩子，亲子关系紧张。且父母之间、或父母与祖父母之间常因教育观念不一致而发生冲突，影响到家庭亲子关系。

因此，ADHD对个人、家庭、社会都会造成严重影响，业已成为妨碍当前我国经济发展与和谐社会建设的重要公共卫生问题。

## 四、诊断标准

根据美国精神病学会的《精神障碍诊断与统计手册》（DSM-5），诊断ADHD需要符合以下标准：

1．一个持续的注意缺陷和（或）多动－冲动的模式，干扰了功能或发育，以下列表现为特征。

（1）注意障碍：6项（或更多）下列症状持续至少6个月，且达到了与发育水平不相符的程度，并直接负性地影响了社会和学业／职业活动。

1）经常不能密切关注细节，或在做作业、工作或其他活动中犯粗心大意的错误。如忽视或遗漏细节，工作不精确。

2）在做任务或游戏活动中经常难以维持注意力。如在听课、对话或长时间的阅读中难以维持注意力。

3）当别人对他直接讲话时，经常看起来没有在听。如即使在没有任何明显干扰的情况下，显得心不在焉。

4）经常不遵守指示，以致无法完成作业、家务或工作中的职责。如可以开始任务但很快就失去注意力，容易分神。

5）经常难以组织任务和活动。如难以管理有条理的任务；难以把材料和物品放得整整齐齐；物品摆放凌乱、工作没头绪；不良的时间管理；不能遵守截止日期。

6）经常回避、厌恶或不情愿从事那些需要精神上持续努力的任务。如学校作业或家庭作业；对于年龄较大的青少年和成人，则为准备报告、完成表格或阅读冗长的文字。

7）经常丢失任务或活动所需物品。如学校的资料、铅笔、书、工具、钱包、钥匙、文件、眼镜、手机。

8）经常容易被外界的刺激分神。如对于年龄较大的青少年和成人，可能包括不相关的想法。

9）经常在日常活动中忘记事情。如做家务、外出办事；对于年龄较大的青少年和成人，则为回电话、付账单、约会。

（2）多动和冲动

6项（或更多）的下列症状持续至少6个月，且达到了与发育水平不相符的程度，并直接负性地影响了社会和学业／职业活动。

1）经常手脚动个不停或在座位上扭动。

2）当被期待坐在座位上时却经常离座。如离开他/她在教室、办公室或其他工作的场所，或是在其他情况下需要保持原地的位置。

3）常在不适当的场合跑来跑去或爬上爬下。对于青少年或成人，可能仅限于感到坐立不安。

4）经常无法安静地玩耍或从事休闲活动。

5）经常"忙个不停"，好像"被发动机驱动着"。如在餐厅、回忆中无法长时间保持不动或觉得不舒服；可能被他人感受为坐立不安或难以跟上。

6）经常讲话过多。

7）经常在别人提问还未讲完时其答案即脱口而出。如接别人的话；不能等待交谈的顺序。

8）经常难以等待轮到他/她（如当排队等待时）。

9）经常打断或侵扰他人。如插入别人的对话、游戏或活动；没有询问或未经允许就开始使用他人的东西；对于青少年和成人，可能是侵扰或接管他人正在做的事情。

2．若干注意障碍或多动-冲动的症状在12岁前已存在。

3．若干注意障碍或多动-冲动的症状存在于2个或更多的场合。如在家里、学校或工作中；与朋友或亲属互动中；在其他活动中。

4．有明确的证据显示这些症状干扰或降低了社交、学业或职业功能的质量。

5．这些症状不能仅出现在精神分裂症或其他精神病障碍的病程中，也不能用其他精神障碍来更好地解释。如，心境障碍、焦虑障碍、分离障碍、人格障碍、物质中毒或戒断。

只有达到上述诊断标准，才可诊断ADHD。

（高兵玲　杨　莉）

# 第二节 儿童 ADHD 治疗

ADHD 常用的治疗方法包括药物和非药物治疗。

## 一、药物治疗

ADHD 药物治疗包括中枢兴奋剂（哌甲酯及其缓释片）和非中枢兴奋剂（托莫西汀）治疗。这些药物能抑制脑内多巴胺和（或）去甲肾上腺素的再摄取，提高其脑内浓度，促进注意力维持、减少多动冲动行为。

在我国，药物是 ADHD 一线的治疗选择。尽管药物治疗可显著改善 ADHD 儿童核心症状，也能在一定程度上改善患儿的执行功能水平，但不少患者的社会功能及学业成就并未随症状的改善发生同样显著的改变；同时，药物不良反应明显影响治疗的依从性，脱落率高达 29% ~ 65%。

## 二、非药物治疗

ADHD 非药物治疗包括针对各种缺陷的训练（感觉统合训练，平衡功能训练，脑电生物反馈训练、执行功能训练，社交技能训练等）以及各种心理干预（家属教育，社会心理干预等）。

各种非药物治疗都被证实有效，但均只能中等程度地改善患儿的核心症状和功能缺陷。有研究指出执行功能训练可显著改善患儿执行功能水平和数学成绩，并且这种改善可持续到治疗结束后 6 个月。非药物治疗的长期疗效显示出稳定的趋势——脑电生物反馈和执行功能训练在 6 个月随访时仍可维持疗效，计算机化在认知功能训练与被试 4 年随访时的学习成绩仍旧相关。

本书重点讨论 ADHD 的执行功能训练。

（一）理论基础

执行功能是指在完成复杂的认知任务时，对其他认知过程进行控制和调节的过程。其核心成分包括转换、抑制和工作记忆能力，更为复杂的成分还包括问题解决、推理和计划能力。根据脑神经科学的研究和理论，与执行功能相关的脑区，主要是额叶及其投射区（尾状核、苍白球、前扣带回和小脑）。

ADHD 儿童通常存在执行功能缺陷。1997 年 Barkley 提出抑制模型，认为原发的抑制控制缺陷是 ADHD 的核心缺陷，引发了非言语工作记忆、情绪调控、语言内化及行为重组等四个方面的继发缺陷，从而导致症状的发生。这一假说还得到了遗传学和影像学研究的支持——遗传学研究显示与 ADHD 密切关联的执行功能缺陷和 ADHD 核心症状受到了相同基因的调控，影像学研究也发现 ADHD 儿童背外侧前额叶及其投射区（尾状核、苍白球、前扣带回和小脑）皮质体积明显缩小，这些区域恰好是执行功能相关的脑区。

基于前述假说，研究者对 ADHD 的执行功能特点进行了探讨，得到了极有意义的发现：ADHD 的执行功能缺陷集中体现在抑制、工作记忆和转换成分。其中，60% 的 ADHD 儿童存在抑制功能缺陷，这种缺陷与 ADHD 儿童核心症状中度关联；81% 的 ADHD 儿童存在工作记忆缺陷，这种缺陷与 ADHD 儿童核心症状和学业结局高度关联；25% ~ 35% 的 ADHD 儿童存在转换功能缺陷，仅有两篇文献探讨了 ADHD 儿童核心症状与转换缺陷的关联，结果显示相关性为低中度相关。

基于前述的 ADHD 执行功能缺陷的理论模型，研究者也进行了治疗学尝试：试图通过训练以改善 ADHD 儿童的核心执行功能缺陷，从而进一步实现了改善临床症状和社会功能的目的（表 1-1）。

**表 1-1 执行功能列表**

| 执行功能 | 说明 | ADHD 儿童执行功能缺损表现 |
|---|---|---|
| 抗干扰 | 能保持专注而不受无关事物的干扰，或疲累厌倦的感觉的影响 | 有点刺激就分心 |
| 冲动行为控制 | 能先考虑清楚情况及后果再做行动 | 小动作多 |
| 情绪控制 | 能管理情绪以便完成任务和达到目标 | 经常与老师或同学冲突 |
| 计划 | 能预计和分配时间，以便在截止期限前完成目标 | 写作业缓慢 |
| 任务启动 | 能有效率及适时地开展工作，不会拖延 | 拖到最后一分钟才开始 |
| 组织条理 | 能分辨事情的轻重缓急，计划达到目标的步骤和做事的先后次序 | 书包作业乱糟糟 |
| 工作记忆 | 在执行任务时，能提取和联系储存在记忆系统中相关的信息 | 丢三落四，忘事 |
| 灵活适应 | 在面对障碍、挫折和新讯息时，能修正计划做出反应 | 反复犯同一个错误 |

　　执行功能训练不仅弥补了药物治疗脱落率高和不良反应大的难题，其远期疗效有优于药物治疗的趋势，同时还被证实可提高患者的学习成绩，这些均符合患者家庭和社会的需求。

　　常用的执行功能训练手段分为两类：一类是基于促进疗法（facilitated therapy，FIT）的执行功能训练，另一类是基于行为疗法的操作性执行技能训练，前者又分为在学校或医院开展的纸笔模式和在家庭或网络开展的计算机化模式。

1．基于促进疗法（FIT）的执行功能训练

基于 FIT 的便携电脑化的执行功能训练兴起于 2000 年，在 ADHD 治疗中的应用集中在近 3 年。

电脑化执行功能训练通常是在游戏的基础上进行，每一节训练的持续时间、训练次数、训练内容都是在训练前提前设置好的，通常情况下都要进行维持数周的训练。运用计算机进行认知训练一般会根据训练者的能力，在计算机上自动设置训练的难度，从而使训练者的潜力被充分调动出来。

其治疗机理为：通过反复充分的练习和反馈，可使患者的执行功能水平及其脑神经可塑性获得长期持久的提高，从而带来患儿的核心症状和功能缺陷的改善。

该疗法最早用于正常儿童，Science 综述指出这种反复强化训练可促进 4 ～ 12 岁儿童的执行功能发育。之后研究者尝试使用该疗法治疗具有执行缺陷的患儿。数项研究发现电脑化的执行功能训练可改善 ADHD 儿童的执行功能缺陷、核心临床症状，提高学习成绩，且疗效可持续到治疗结束后 3 ～ 6 个月。

2．基于行为疗法的操作性执行技能训练

基于行为疗法的操作性执行技能训练兴起于 1980 年，治疗机制是：通过具有针对性的认知行为治疗，教导执行功能缺陷的患者所需要的策略和技巧，促进对其使用及内化能力，以期帮助患者的执行功能发展得更加完善。

国内外研究均证实了这种治疗方法的疗效。北京大学第六医院课题组开展的 12 周多家庭团体执行功能训练研究结果：对 38 例治疗组和 30 例对照组的比较显示，治疗后治疗组在执行抑制、工作记忆功能、ADHD 核心症状、社会功能的改善都显著优于对照组。训练后患儿反映"老师教我很多知识，我现在可以控制自己的脾气""我懂得了如何和别人交谈"，体验到培训课"有趣""有用"。家长反映"孩子的很多表现有很大改善"……对我

们家长的影响也很大，这促使我们完善家长的责任和认识，更有信心去培养我们的孩子""感到孩子在各个方面都有了一些变化，从不能主动学习到能主动学习，从做事没有计划到能自己制订计划，从经常无理地提要求到提要求能耐心等待，也有了自律性""培训方式新颖，孩子有兴趣，上课积极有乐趣""孩子通过执行功能培训，有了做家务的主动性，写作业的速度、正确率也有了进步。在学校的表现也有好转，明显减少了厌学的情绪"。

（二）"系统式执行技能多家庭团体训练"方法介绍

系统式执行技能多家庭团体训练是我们在参考美国 Guare 执行功能训练基础上，结合我国国情改良的综合团体治疗方案。本方案是通过每周 2 小时持续 12 周的多家庭团体治疗的方式，指导家庭习得认知行为治疗原则，从而形成治疗师指导示范、家属协助、患儿自助实施执行技能训练计划的非药物治疗。本方案中执行技能训练以反应抑制、时间管理的功能培训为主要内容，结合工作记忆、认知转换的任务训练，加强组织、计划的课后练习。每次 2 小时授课内容包括：① 0—40 分，通过儿童课堂教导技能。② 41—80 分，通过多家庭团体进行场景模拟加强应用。③ 81—120 分，通过家属教育提升家属管理患儿行为的技能。④通过课后的任务练习，以及每周内容相关递进的家庭练习作业强化习得的执行技能。

1．儿童课堂教学包括教导技能、场景模拟加强应用；能力训练，任务练习，以及每周内容相关递进的家庭练习作业。训练内容针对 ADHD 儿童的抑制能力和时间管理能力的缺陷为主，教导儿童三思而后行及合理管理时间的能力。贯穿行为治疗、团体干预的原则。

2．多家庭团体互动指，全体家庭进行角色扮演或场景模拟对第一时段儿童学习的内容进行现场演练，一方面巩固深化执行技能训练内容，另一方面促使儿童和家长在团体中习得良性互动的技能。

3．家属教育指家长在 ADHD 儿童的生活习惯、学习、行为方面有着重要的作用，对家长进行培训干预是改善 ADHD 儿童症状的重要环节。

4．课后练习，根据每次上课内容都安排相应的日常生活练习作业，强化孩子及家长的学习、运用及改变。

## 延伸阅读

1．Thomas Brown. 注意缺陷障碍. 王玉凤主译. 北京：北京大学医学出版社，2007.
2．美国精神病学学会. 精神障碍诊断与统计手册 DSM-5. 张道龙译. 北京：北京大学医学出版社，2014.
3．杜亚松. 注意缺陷多动障碍多模式干预. 北京：人民卫生出版社，2014.

（钱　英　高兵玲　杨　莉）

# 第二章　训练涉及的心理学理论知识

## 第一节　认知行为治疗

### 一、概念

认知行为治疗（congnitive behavioral therapy，CBT），是以学习理论、认知理论为基础，在实证研究证据支持下，通过认知和行为理论及技术，来改变个体歪曲认知和非适应性行为的一类心理疗法的总称。它是以目前问题为取向的、短程的、结构式的治疗方法。

CBT 涉及三个核心的概念：认知、情绪和行为；这些概念体现了人类心理活动的基本过程。认知是指人对事件或情境的态度、看法、评价、信念等，情绪是人的内心体验过程，行为是人的外在表现。

如何理解这三个核心概念之间的关系，在 CBT 中具有重要意义。CBT 认为人在认知活动中会产生情感（或情绪）并影响着人的行为；行为也会影响人的认知活动和情绪反应；当人的认知、行为活动发生改变后也可以改变人的情绪，情绪改变后反过来也会使认知和行为发生改变。CBT 这一基本模型的核心是认知的中介作用。CBT 认为人的认知活动是可以被监测和改变的。认知是可知、可评价的。认知改变将会导致预期的行为改变。

学习理论认为，所有行为都是习得的，学习是刺激与反应之间的联结。基本假设是：行为是学习者对环境刺激所做出的反应。即把环境看成是刺激，把伴而随之的有机体行为看作是反应。环境决定了一个人的行为模式，无论是正常的行为还是病态的行为都是经过学习而获得的，也可以通过学习而更改、强化或消除；查明了环境刺激与行为反应之间的规律性关系，就能根据刺激预知反应，或根据反应推断刺激，达到预测并控制动物和人的行为的目的。

认知理论认为，人的行为主要决定于认识活动，包括感性认识和理性认识，人的意识决定了人的行为。其关键概念是：不是事件本身影响了我们的行为，而是我们对事件的看法影响了我们的行为。该理论认为，歪曲的或失调的认知是所有心理障碍的基础。通过认知重建，改变人们对事情或情境的解释，改变失调的认知，能够改变人们的反应。

ADHD 儿童常有多动冲动行为，对许多家长和老师而言，让 ADHD 儿童行为发生改变是一件非常困难的事情，对其他儿童很起作用的约束方法，在他们身上不管用，不是被当作耳旁风，就是公然抵触家长或老师的批评，发脾气、拒绝、抵抗、无视家长或老师的要求。家长或老师时常感到权威受到挑战，而且常认为孩子就是故意的，因而用更严厉的方法来约束，形成恶性循环。对此，家长有必要了解认知行为治疗，改变自己的一些固有观念，学习有效的行为矫正技术，来帮助引导和矫正儿童的ADHD。

## 二、基本理论

认知行为疗法由两种解释和治疗的理论整合而成：认知疗法和行为疗法。

### （一）认知疗法

认知疗法的主要着眼点，放在患者非功能性的认知问题上，意图通过改变患者对己、对人或对事的看法与态度来改善所呈现的心理问题。

由于文化、知识水平及周围环境背景的差异，人们对问题往往有不同的理解和认知。具体来说，"认知"是指一个人对一件事或某对象的认识和看法，对自己的看法，对人的想法，对环境的认识和对事的见解等。例如：同样的一所医院，小孩可能依自己的认识和经验，把它看成是一个"可怕的场所"，不小心就会被打针；一般人会把它看成是"救死扶伤"之地、可帮其"减轻痛苦"；而有些老年人则可能把医院看成是"进入坟墓之门"。所以，关键不在于"医院"客观上是什么，而是被不同的人认知或看作是什么，不同的认知就会滋生不同的情绪，从而影响人的行为反应。

因此，"认知疗法"强调，一个人的非适应性或非功能性心理与行为，常是源自于不正确的认知而不是适应不良的行为。认知理论认为人的情绪来自人对所遭遇的事情的信念、评价、解释或哲学观点，而非来自事情本身。情绪和行为受制于认知，认知是人心理活动的决定因素，认知疗法就是通过改变人的认知过程和由这一过程中所产生的观念来纠正本人的适应不良的情绪或行为。治疗不仅是针对行为、情绪这些外在表现，而且要分析病人的思维活动和应付现实的策略，找出患者错误的认知加以纠正。

研究已证实，通过认知疗法改变 ADHD 患儿家长的不正确认知有助于帮助 ADHD 患儿改善症状。ADHD 儿童由于无法控制自己的行为，会做出让家长无法预测和理解的行为。因此，家长会形成一种错误的信念，觉得孩子的行为是一种恶意的品行问题，是故意向教师、家长和权威挑战。因此，父母对 ADHD 儿童要有一个科学的认识，要知道 ADHD 不是儿童的恶意的品行问题，而是由于大脑的神经递质分泌的不平衡而导致的。ADHD 也不是一个能很快治愈或者单靠说理和惩罚就能克服的心理问题，父母必须接受系统有效的训练来改进儿童的行为，这一过程可能是漫长的和反复的。父母要无条件地接纳 ADHD 儿童，不要把患有 ADHD 的儿童和正常的儿童比，对他们提出过高的要求和期望，对 ADHD 儿童表现出来的一些无伤大雅的行为不要太在意，更不要想当然地认为那是一种恶劣的、故意挑衅的行为，而把孩子认同为坏孩子。

（二）行为疗法

行为疗法是基于巴甫洛夫的条件反射原理和斯金纳的操作条件反射原理来认识和处理问题的一类方法。行为治疗又称行为矫正，是通过学习改变人们不良行为习惯的一类技术。行为治疗把治疗的重点放在可观察到的外在行为，应用学习的原则，根据具体的治疗步骤改善非功能性或非适应性行为。包括识别环境和某一特定行为之间的相互作用关系，以识别该行为产生原因的分析过程，以及开展和实施某些方法，来帮助个体行为改变的矫正过程。

所谓学习原则指一个个体的行为的学习，是由行为的后果所决定的。如果受到阳性强化，如获得他人的赞赏或满意的结果，该行为容易得到学习并得到保持。相反，如果一个个体的行为受到负性应答，如遭到批评或结果令人不快，该行为则不易被学习或被保持下来。

为使行为治疗取得成功，应遵循两个基本的行为治疗理念：①奖励比惩罚更容易使行为发生改变；②行为治疗中，对于期待行为和不期待行为的应答必须自始至终保持一致，如果应答不一致，可能会强化负性行为。

研究显示，将行为疗法的原理贯彻到对 ADHD 患儿问题行为的管理中是行之有效的。

CBT 既强调要改变个体的认知，也强调改变个体的行为，是两类心理疗法的有机结合。认知行为疗法治疗的目的在于修正消极的自动式思维和潜在意识或信念的混乱，从而改变患者对特定相关问题的行为模式。在心理治疗研究领域中，CBT 应用最为广泛。CBT 不仅是心理疗法中最普遍的研究形式，也是心理疗法中应用最为广泛的治疗方式，同时还是基于心理疗法研究证据的应用最为广泛的治疗技术。国内外众多临床研究已经证实，CBT 对心理健康问题具有积极的作用。

### 三、基本技术：包括"一般技术""认知技术"和"行为技术"

（一）一般技术

包括了心理治疗所共用的一些技术，如建立治疗关系、资料收集与评估、案例概念化、治疗目标设定、日程设置、治疗计划、心理教育、治疗反馈、治疗结束、家庭作业等技术。

1．心理教育与正常化

是 CBT 常用的技术，除了对患者进行疾病本身教育外，还要进行认知行为治疗的教育，使用素质应激理论对患者进行症状或疾病正常化的教育以消除患者的病耻感。

心理健康教育的方法有：组织小课、在治疗中记录下练习内容、使用治疗笔记、推荐阅读材料和使用计算机辅助认知行为治疗程序。例如很多家长不愿面对和接受孩子是 ADHD 的现实，或者过度地悲观，导致无助、自责、失落的阴影笼罩着家庭，我们针对这个问题，给予心理教育，推荐家长阅读自我情绪调节的相关书籍，改善家长的情绪问题。

2．家庭作业

又称行动计划，是 CBT 的重要特征之一，这使心理治疗室内的治疗得以延伸到治疗室外，使治疗学习和改变得以延伸，是两次治疗间的桥梁或纽带。它也是治疗效果的评估手段和巩固治疗的重要方法。

家庭作业的主要内容包括阅读材料、情绪日记、行为实验、思维日记、行为活动计划表和暴露练习等。每次治疗结束需要布置家庭作业。家庭作业布置时要结合治疗目标，依据一个理论假设进行设计，详细介绍家庭作业步骤和预期的结果，在治疗室内进行必要的演练，家庭作业布置后，在每次治疗开始要检查家庭作业完成情况，因为家庭作业完成的质量与认知行为治疗的效果密切相关。

在 ADHD 儿童执行功能强化训练中，我们会给孩子和家庭留作业，包括记录孩子的优点，时间计划表等，突出强调家庭作业的重要性，强调课上讲解和练习的内容需要在治疗后的生活中实际操作运用，多加练习，才能取得最好的效果。

（二）认知技术

是认知行为治疗的核心技术，又称认知矫正或重组技术。主要用于识别和修饰认知歪曲。比如很多家长认为 ADHD 儿童的行为不够好是他们故意的，而不清楚这是疾病本身的特点，他们本身还要面对发育性的障碍，所以科学地认识 ADHD 儿童对家长和孩子都有益。

常用的认知技术包括：

1．苏格拉底式提问

是识别和修饰认知歪曲最常用的基本技术。通过探究式、阐述式、引导式等提问方式来识别患者的认知歪曲，然后再用提问的形式来验证这些认知歪曲的合理性和可信度，从而动摇患者的歪曲认知。苏格拉底式提问运用得当的话，常可以帮助患者发现其核心信念中的矛盾之处，体会到图式对情绪和行为的影响，从而开始转变。

心理学家贝克指出，图式是一种稳定的认知结构，它包括了对信息进行描绘和分类的各种规则，往往是难以触及的、深层的内容，其中的某些内容可能是核心信念，有时也将图式等同于核心信念，如"我是一个无能的人"。图式是由早期的学习经验建立的，由孩子与重要他人的互动情况发展起来的，图式具有个体差异性，但同时又具有共同性，如抑郁的图式常包括剥夺、挫败、失落、无价值等主题。

2．思维记录表

通常以三列表或五列表的形式出现，内容包括情境、自动思维（大脑自动产生的想法。比如抑郁孩子自动思维，当考试失败时，就自动化认为自己能力不够，对自己负性评价）、情绪、合理反应、结果。三列表常用来记录事件—情绪—想法的关系，用以发现患者可能出现的自动想法，而五列表是在三列表基础上增加了替代性想法和情绪的再评估，用以矫正患者的认知歪曲。在记录思维日记的过程中，将患者的注意力引向重要认知，提供练习识别自动思维的系统性方法，激发对思维模式正确性的质询感。查看记录下的自动想法常使得患者自发地想要修改或校正适应不良认知。通常建议患者通过规律的家庭作业完成记录思维日记，并把这些记录带到治疗会谈中。

3．检验证据

检验证据是矫正认知歪曲的常用技术。通过针对歪曲认知的成本 - 效益、优势 - 劣势或支持 - 反对证据等形式的分析，如列出支持和反对自动思维的证据，评估这些证据，然后改变这些思维使之与新发现的证据一致，来使患者发现自己歪曲认知的不合理性，促发患者改变其动机。由于不适应的核心信念长期存在，并且实际的负性结果、批评、不良的人际关系或创伤等因素往往会增加其强度，因此患者可能会找出大量证据来证实这些信念的正确性，这时治疗师要帮助他们重新解释负性生活事件，找出尽可能多的与其信念相反的证据，努力校正其行为，使患者在将来获得更多的成功。

4．行为实验

是依据患者的歪曲认知观点的理论分析结果设计出可行的行

为实验计划，通过行为实验的结果来验证患者歪曲认知的不合理性来动摇患者的歪曲认知。也是CBT中常用的认知歪曲矫正的技术之一。

5．认知和行为演练

在识别出歪曲的自动想法或核心信念，并经过苏格拉底式提问等以上的技术激发出患者的改变动机，制订一份尝试新的或矫正的自动想法或图式的计划后实施。该计划在治疗室要经过演练，制订克服可能遇到困难的应对策略，并写下修改后的计划，通过家庭作业，让患者在真实环境里练习新的想法或核心信念和适应性行为。在帮助患者矫正其中间信念和图式的过程中，要牢记"练习、练习、再练习"的策略。

（三）行为技术

是CBT中行为干预的核心技术，它是建立在行为学习理论基础上的一种治疗方法。其基本认识是：异常行为和正常行为一样，可以通过后天的学习和训练而获得，也可以通过学习和训练来改变或消失。

常用的行为技术包括：

1．系统脱敏疗法

又称交互抑制法，是由美国学者沃尔帕创立和发展的。这种方法主要是诱导求治者缓慢地暴露出导致焦虑、恐惧的情境，并通过心理的放松状态来对抗这种焦虑情绪，从而达到消除焦虑或恐惧的目的。

2．生物反馈法

是利用现代生理科学仪器，通过人体内生理或病理信息的自身反馈，使患者经过特殊训练后，进行有意识的"意念"控制和心理训练，从而消除病理过程、恢复身心健康的新型心理治疗方法。脑电生物反馈，大脑活动时会不断地产生一些微弱的电信号，脑电反馈仪就是将个体觉察不到的脑电活动转换成直观的信号，并让被试者理解这些信号的意义。在被试者体验到这些直观信号与各种心理状态之间的关系后，学习按要求改变这些信号——实际上就是随意控制脑电活动。

3．行为矫正法

是指学习心理学的原理，特别是条件反射的规律，如强化消退、示范等，帮助心理与行为异常者改变异常的行为，形成新的适应性的行为的一种方法。

（1）正性强化法。简称阳性强化法，该方法以操作性条件反射为依据，强调行为的改变是由行为后果所决定的，用于矫正不良行为，建立良好的行为。正性强化法即每当儿童出现所期望的行为时，或一种符合要求的良好的行为之后，采取奖励的方法，立即对其行为给予强化，以增强某一行为出现的频率或让某一期望的行为能保持下来。

强化物一般包括：①消费性强化物：如糖果、饮料等一次性消费物品。②活动性强化物：如看电视、过生日、郊游等活动。③操作性强化物：如涂颜色、跳绳、游戏等。④拥有性强化物：指在一段时间内孩子拥有享受的东西（如穿自己喜欢的衣服、有属于自己的小红旗、玩具等"私有财产"）。⑤社会性强化物：指孩子喜欢接受的语言刺激或身体刺激（如赞扬、点头、微笑）。

（2）示范法。为个体呈现一定的行为榜样，易引起该个体模仿良好行为的治疗技术。包括现场示范，如让 ADHD 儿童在与同学一起学习的过程中，学习其他同学专心做作业的好的行为；参与模仿，观察其他同学之间的友好交流方式，在家长的指导下模仿同学的交流方式；电视或录像示范，通过让儿童看电视或录像，让儿童学习其中的良好的行为举止。在示范过程中，儿童出现了模仿行为，要记录并及时给予强化，使所模仿的行为保持下来。

(3) 消退法。通过停止对某种不良行为的强化，从而使该行为逐渐消失的一种行为治疗方法。需要注意的是，积极关注和强化儿童日常的良好行为是消退法获得长期效果的前提；应确定使不良行为长期存在的强化物；通过去除不良行为之后的强化物消退患儿的不良行为；所有与儿童有关的人员应该理解并坚决一致地执行该程序，这样才能有效地消退不良行为，否则可能不仅不能消退不良行为，反而会加重不良行为；消退不同于忽视，消退是针对维持问题行为的功能或强化物而言，只有当问题行为的功能在于吸引他人注意的时候，忽视才等同于强化。例如，小明总爱说脏话，每次他说脏话时妈妈就批评他，但是小明却没有因为妈妈批评而减少说脏话，妈妈有一天对小明说："你下次再说脏话我就离开你三分钟，或者不理你三分钟！"下次说脏话时，妈妈真的转身离开他三分钟，任他怎么哭闹都没来，而是等小明停止哭闹安静三分钟后才来到他身边。从此，小明说脏话越来越少了，这就是典型的消退的例子。

(4) 暂时隔离法。当 ADHD 儿童出现某种不良行为时，及时将该儿童隔离在一个单独的地方，利用隔离的这段时间，让儿童安静下来，懂得被隔离是因为自己的不良行为所致，需要改变这种不良行为。

(5) 代币制。建立一个严密的强化体系来促使有行为问题的儿童遵守规则和服从指令，用奖赏的手段增加儿童的良好行为。7 岁以上儿童可以采用家庭积分方案，用扣分法管理儿童的对立违抗和其他不良行为。可以告诉儿童，任何时候，如果儿童拒绝完成父母指派的任务，就要被扣分数。使用扣分法注意：不要同时纠正很多不良行为，一段时间只针对一两个行为；不要太多、太频繁地使用扣分法，一般 3：1 的策略会比较合适，即奖励 3 次惩罚 1 次；如果太频繁地使用扣分法，方案就会失去动力和吸引力，儿童就不太愿意参加积分方案。

4．放松训练

放松训练是指使有机体从紧张状态松弛下来的一种练习过程。放松有两层意思，一是说肌肉松弛，二是说消除紧张。放松训练的直接目的是使肌肉放松，最终目的是使整个机体活动水平降低，达到心理上的放松，从而使机体保持内环境的平衡与稳定。通过放松训练能使 ADHD 儿童在身体和精神上放松，从而使注意力集中的过程更自然和更见效。

行为治疗是治疗 ADHD 儿童的主要方法之一，在诸多行为治疗方法中，较常用、治疗效果较好的为阳性强化法。家长是儿童的第一任老师，行为治疗通常由受过培训的父母进行，利用有效的行为管理技术，促进儿童建立良好的行为，消除不良行为，避免强化儿童的不良行为，并提供适当的活动，让儿童的精力有发泄机会。

我们的执行技能强化训练项目共持续 12 周，每周一次，针对 ADHD 儿童目前的问题，关注 ADHD 儿童家长们的忧虑和问题，是一个高度结构化、短程、高效的干预项目。在训练中，我们帮助家长们了解 ADHD 儿童的特点，认识自己的一些固有信念，了解亲子互动的模式及问题，教授行为干预的基本理念及技术；同时，帮助孩子们了解自己的特点，学习三思而后行、换位思考、制订学习计划等，亲子共同制定行为合约，以帮助孩子和家长共同改善 ADHD 症状、改善亲子关系。我们目前已开展的执行功能训练研究结果显示：孩子学会列清单，计时，和同学交往能力也增强，课上讲的东西能够在实际中应用，能讲道理，会换位思考、想清楚再行动，情绪问题、对立违抗明显减轻；家长反映老师教给了很重要的行为原则，在家长教育孩子时很有帮助，比如强化物的使用，大人有方法了，情绪好了，对孩子也好，家长的态度转变很明显等。以上说明 CBT 在 ADHD 儿童的执行功能训练中有较强的实用性。

## 延伸阅读

1．李占江．临床心理学．北京：人民卫生出版社，2014.
2．Keith S. Dobson. 认知行为治疗手册．李占江主译．北京：人民卫生出版社，2015.
3．杜亚松．注意缺陷多动障碍多模式干预．北京：人民卫生出版社，2014.

（王　冲　高兵玲）

# 第二节　团体心理治疗

## 一、团体心理治疗的基本概念

团体心理治疗是指在团体情境中提供心理治疗的一种形式，是针对需要长期性人格校正改变的临床服务，在一个具有较正式组成且保护性的团体中进行，目的是协助个人人格及行为上的改变。

团体心理治疗一般是由 1～2 名治疗师主持，治疗对象可由 6～10 名具有相同或不同问题的成员参加。治疗以聚会的方式进行，每周 1～2 次，每次时间为 1.5～2 小时，治疗次数可根据患者的具体问题和具体情况而定。在治疗期间，团体成员借团体的形成与关系的建立，就大家所共同关心的问题进行讨论，观察和分析有关自己和他人的心理与行为反应、情感体验和人际关系，经过彼此讨论、相互反映、观察指点，了解自己的心理与性格，对人对事的看法，改善自己的行为。

团体心理辅导针对正常人工作，目标是发展成员的技能，预防教育缺失和心理问题；人数可以为 25～45 人，通常有主题，重在信息和知识的传递，更多的是认知层面的学习，不太重视团体动力。

在帮助那些有类似心理困扰的人时，团体是一种经济而有效的方法。ADHD 儿童有着类似表现，如，注意力缺陷，多动冲动行为，学业受挫，社交受挫，亲子关系紧张等；ADHD 父母也面临着相似的困扰，如，无法接受对孩子的诊断，对孩子的注意缺陷、多动冲动等问题认识不足，管教方式不恰当，受自身情绪困扰，时常有无助感等。对于 ADHD 儿童及其父母而言，通过团体他们可以分享经验、获得情感支持、获得相应的知识和方法，这是一种高效且经济的干预方式。

## 二、认知行为团体心理治疗

根据 ADHD 儿童的年龄和行为特点，及其父母们的认知行为特点及其困惑，我们主要采取针对儿童的行为团体治疗和针对父母的团体心理辅导。

认知行为团体心理治疗是指把行为治疗的理论和技术应用到团体治疗中，它具有四个特征：第一，用具体的行为主义的术语来阐述问题，并确定治疗目标；第二，所有的方法与技术都是针对成员的外部行为或症状本身；第三，对适应不良行为和新行为进行客观的测量与评定；第四，采用学习原则促进团体成员的行为变化。

按照行为主义的观点，个体的不适应行为或各种神经症都是个体在其生活环境中学习到的错误行为，它也可以通过重新学习而被改变或使之消退。在团体行为治疗中，团体是训练和学习的场所。团体为成员提供更多的机会以提示和激励成员改变不适应行为，学习新行为。团体成员实施新行为而得到的强化不仅来自于领导者，也来自于成员之间相互作用，这种社会环境的强化作用比个别行为治疗更有效。行为主义的团体治疗常用的技术与方法包括：集体系统脱敏、集体放松训练、示范疗法、角色扮演、社交技能训练等。

## 三、团体心理治疗的疗效因素

欧文·亚隆（Irvin Yalom）在《团体心理治疗理论与实践》中提出，团体治疗是一种非常高效的心理治疗手段，治疗性的改变是一个非常复杂的过程，随着人类各种体验的复杂的交互作用而产生的。这种交互作用被他称为"疗效因子"。书中提出了11个疗效因子，包括如下：

（一）希望重塑

经过团体的支持，团体成员会逐渐感到自己可属于某团体，可被别人接受与关注，共同面对问题而感到放心，进而能产生自己对于问题的信心及对将来的希望，并愿意为未来做出努力。在ADHD团体中，儿童的年龄有时相差 2～3 岁，一些孩子和家长面临的问题，正是其他家庭曾经历过的，通过经验分享，一些家长可以看到改善的希望，恢复信心。

（二）普遍性

当一个人有某种困难或犯错误的时候，往往自以为原因是因为自己不聪明，或认为只有自己才遭遇到这些事情，因而更加重心理上的负担与痛苦。在团体中，经由交谈分享经验，很容易看到他人和自己有相似的处境，而感到有共同感，不用太自我怜悯或责备。ADHD儿童得到的经验往往是，只有自己这么调皮、这么粗心、管不住自己、老是挨家长和老师批评；ADHD儿童家长常有的想法是，只有自己的孩子这么难管、怎么自己就管不好孩子等。通过团体分享、活动，不仅ADHD儿童，包括ADHD家长都可以看到别人和自己有类似的处境，从而减少自我责备，共同面对问题。

（三）传递信息

每个人都有自己生活的局限性，通过团体的经验交换与讯息分享，得到对现状的解释或理解，也可能从中得到一些应对方法。在 ADHD 团体中，我们有三种团体形式，由 ADHD 儿童与治疗师组成的团体，由 ADHD 家长和治疗师组成的团体，ADHD 儿童、家长、治疗师共同参与的团体活动。在不同的团体中，成员通过交流分享，了解和理解现状，观察自己及他人，向他人学习。

（四）利他主义

团体中，成员不仅获取帮助，也在帮助他人的行为中获益；任何人都有某种用处，可帮助别人，这种体验可以帮助成员提高自我价值感。在 ADHD 家长的团体中，每个成员不仅在获取帮助，也在为他人提供情感支持、经验指导，在利他的过程中发现、总结、强化自己的正性行为。

（五）原生家庭的矫正性重现

在团体中，成员们常不知不觉地去重复表现他们在原生家庭里养成的心理反应及行为反应，重新经历原生家庭相似的议题，但是所处的团体治疗环境，不再是小时候的原生家庭环境，通过体验不一样的经历，而能有矫正性的改变，放弃过去养成的非功能性的或病态性的人际关系。

（六）提高社交技巧

如何透视他人的动机，了解他人的用意，向别人有技巧地说明解释，如何避免误解等，都是现实生活中应学习的社交技巧。在团体中，成员可以从他人的言行中学到技巧，更能够接近他人，并且互相帮助，提高社交技巧。ADHD 儿童常因鲁莽言行、调皮、不遵守规则、容易发脾气等，出现同伴交往问题。在团体中，ADHD 儿童互相观察互相学习，学习有礼貌的交往、对话、相处技巧。

（七）行为模仿

是指模仿团体领导者或团体中其他人的行为风格。在团体中，成员不仅可以交换认知上的经验，还可以观察并模仿他人的一举一动，包括如何向他人讲话，如何劝别人，如何帮助别人等。在 ADHD 团体中，通过强调赞扬某一种期待行为，如安静地听他人讲话，可以看到 ADHD 儿童会逐渐模仿、展示出类似行为；同样，ADHD 儿童的家长们也在观察其他家长、老师是如何与孩子互动的，进而模仿学习。

（八）人际学习

每个人都生活在人际关系中，早年的人际互动体验影响了自我人格的形成，也影响了成年后的人际互动模式。团体如同一个社会化的缩影，在团体的人际互动中，成员们更能够了解自己的人际风格，更清楚知道自己所逃避的人际压力，并通过现实团体情境的反馈，进一步矫正。

（九）团体凝聚力

指的是团体成员被团体及其他成员所吸引的程度，有凝聚力的团体、成员间彼此接纳、支持、逐渐在团体中发展出有意义的关系；成员更愿意留在团体中，感到有归属，愿意表达自己、探索自己，与他人发展更深的关系。

（十）宣泄

一人内心常有许多苦闷的心情、被人冤枉的事，或不能向别人轻易透露的秘密，而没有机会跟别人诉苦或发泄。团体中，制造保护性的环境，可以适当地吐露心事，释放情绪，纾解内在的压抑情绪。ADHD 儿童及家长们亦是如此，平时积攒了许多挫败感、愤怒感、无助感，无处诉说、无人理解。在团体中，大家有着相似的背景和困扰，可以适当地吐露心事、释放情绪，并互相支持。

（十一）存在因子

在团体中，通过不同成员的观察、自我察觉、分享不同的人生故事与体会，成员们会逐渐地不可避免地觉察与理解与人生处境有关的意义和存在感。

这些疗效因子的区分是人为的，但它们是互相依赖的，它们既不独立存在，也不单独起作用。这些因素代表着改变过程的不同部分：有些是认知水平（如自我领悟性），有些是行为上的改变（如提高社交技巧），有些是情绪感受能力（如宣泄情感的能力），有些是改变的前提（凝聚力）。治疗过程无穷复杂，可以从体验中获益的途径也是无穷的。

## 四、团体形成前的准备

（一）团体形成前领导者的任务

1．建立一个明确的书面计划，以构建一个团体。

2．向有关权威人士提交这份计划，得到认可与支持。

3．公告这个团体，以便向未来的团体成员提供较多的信息。

4．进行团体前会谈，以完成筛选和适应准备的工作。

5．针对团体成员的选择做出决定。

6．组织开创一个成功的团体所必须的实物细节。

7．如果有必要，必须争得当事人双亲的同意。

8．为团体领导工作做好心理准备，并会晤协同领导者。

9．安排一次预备性团体活动，说明团体的基本准则，使成员做好准备。

10．为取得事先的允诺做好准备。

（二）团体形成前成员的任务

1．团体成员要了解一个团体可能对他们产生的影响。

2．团体成员要了解如何挑选团体领导者，以确定是否这个特定团体领导者所领导的团体在此时此刻适合自己。

3．团体成员需要参与有关他们选入或排除该团体的决定。

4．团体成员要思考他们想要从团体中获得什么？怎样在团体中才能达成他们的目标？从而使自己为未来的团体做好准备。

（三）团体咨询方案的设计

1．了解服务对象的潜在需要

最有效的需求了解方式是直接对相关人群进行观察和评估。

2．确定团体的性质、主题与目标

针对服务对象，了解与评估他们的需要，然后决定所要设计的团体的性质、主题与目标。

3．搜集相关文献资料与方案

团体性质与目标确定后，咨询师要通过查找相关资料、阅读书籍和杂志，为团体设计提供理论支持。同时也要搜集同类团体是否有人带领过。

4．完成团体方案设计表

资料准备充分后，设计者就要思考和讨论解决问题所涉及的各类因素。

5．规划团体整体框架及流程

通过完成团体过程设计表和团体活动单元计划表，编制出团体咨询详细过程计划，认真安排每次聚会活动。

6．设计招募广告

团体计划书完成后，就要开始设计团体成员招募广告。一般情况下，发展性、教育性、预防性的团体针对人格健全者，团体目标也是比较共性的，广告招募可行。对于治疗性的团体，除了广告外，可以通过专业人员的介绍、团体领导者的面试而招募。

7．对团体方案进行讨论或修订

将设计好的团体方案在同行之间或先行组成一次试验性小团体试用一次，与同行、督导者讨论试用的结果，再加以修改完善。

（四）团体形成前的计划

1．团体性质和名称

团体性质包括说明该团体是结构式、半结构式还是非结构式的；是发展性、训练性还是治疗性的；是开放式团体还是封闭式团体；是同质团体还是异质团体等。

团体名称包括学术性名称及活泼化宣传用的副标题。

2．团体目标

团体目标包括整体目标、阶段目标和每次聚会的具体目标。

团体咨询的目标大致可以分成三大类：

（1）以开发心理潜能，促进人格成长，增进心理健康为目标的团体咨询。

（2）以敏感性训练为主的团体咨询。目的是训练如何有效地处理人际关系，训练生活技能，增进社会适应能力。

（3）治疗性团体。目标是缓解症状，消除症状，恢复心理平衡，达到心理健康。

3．团体领导者

团体计划书应明确团体领导者的基本资料。

有条件的情况下最好能聘请具有心理咨询理论基础、有团体经验且曾受过督导训练的专家担任督导员，以随时为团体领导者提供专业性的指导。

4．团体对象与规模

团体计划书要明确团体招募成员的类型、来源、人数、招募与甄选方式。

（1）类型：包括性别、年龄、身份、问题性质等。

（2）来源：除了自由报名参加者外，也可由老师推荐、家长代为办理报名，或由咨询人员、社会工作者、医疗人员转介或建议而加入。

（3）人数：一个团体应该多大为宜，可以根据以下几个因素而定：成员的年龄及背景；领导者的经验及能力；团体的性质与类型；成员问题的类型。

5．团体活动时间及频率

包括团体活动时间的总体安排、何时进行团体活动、所需时间、次数、间隔时间、每周几次，每次多长。一般认为，8 ～ 15 次为宜，每周 1 ～ 2 次，每次 1.5 ～ 2 小时，持续 4 ～ 12 周。

6．理论依据及参考资料

可以依据咨询心理学的流派，也可以根据某些特定对象的适应理论，还可以依据一套训练方案。团体计划书须详细列出引用文献、参考资料、参考方案等。

7．团体活动的场所

基本要求有：

（1）避免团体成员分心，也就是要使团体成员在没有干扰的条件下集中精神投入团体活动。

（2）有安全感，能够保护团体成员的隐私，不会有被别人偷窥、监视的感觉。

（3）有足够的活动空间，可以随意在其中走动、活动身体、围圈坐。

（4）环境舒适、温馨、优雅，使人情绪稳定、放松。

（5）团体活动的场所要方便成员来往，不要太偏僻，距团体成员居所尽量近一些。

8．团体评估方法

一般而言，团体评估包括过程与结果评估、团体互动状况与个别成员评估、评估方法或工具及预定评估的时间等。

（五）成为团体成员的条件

从团体咨询的特点看，成为团体的成员应具备以下三个条件：

1．自愿报名参加，并怀有改变自我和发展自我的强烈愿望。

2．愿意与他人交流，并具有与他人交流的能力。

3．能坚持参加团体活动全过程，并遵守团体的各项规则。

## 五、团体心理治疗的阶段

任何一个团体心理治疗都会经历起始、过渡、工作、结束的发展过程。在整个过程中，每个阶段都是连续的、相互影响的。从事团体心理治疗的心理治疗师必须了解团体治疗的过程和不同阶段的特征，以明确治疗师在不同阶段的任务和工作重点。

（一）起始阶段

起始阶段是一个定向、探索和建立关系的时期。这一阶段团体成员最重要的心理需求是获得安全感。团体成员互不相识，都想知道别人的背景和问题。同时成员对领导者也会产生兴趣，想知道他会怎样带领团体。但由于陌生人和陌生情境，成员的行为常是谨慎的、试探性的、小心翼翼的，轻易不会暴露自己，甚至出现沉默。在此阶段，领导者的主要任务是使协助成员相互之间尽快熟悉，增进彼此了解，努力促进信任感；澄清团体目标，建立团体规范和基本规则，逐渐形成合作互助的气氛，建立安全和信任关系。可以恰当使用结识技术、分组技术、建立与强化团体契约或规范的技术。团体契约或规范的确定在起始阶段很重要，以便保证团体心理治疗的顺利进行以及团体成员的主动参与。

（二）过渡阶段

过渡阶段是团体过程艰难的转型时期，团体领导者要协助成员处理他们面对的焦虑、抗拒、担忧以及矛盾冲突，以便减少防卫，促进彼此的信任和关系的建立，学习如何真实地表达自己，主动投身团体过程。这一阶段，团体成员最重要的心理需求是被真正接纳和有归属感。团体领导者必须冷静沉着面对，主动、真诚而积极地关心每一个成员，协助他们了解自我防御的行为方式及处理冲突的情境，鼓励成员谈论与此时此地有关的事情，使成员能面对并且有效地解决他们的冲突和消极情绪，以及因焦虑而产生的抗拒，使团体发展到比较成熟关系的阶段。可以恰当使用建立相互信任与彼此接纳的练习（如信任之旅、镜中人等）、加强团队合作的练习（如同舟共济、无家可归等）等技术。

（三）工作阶段

工作阶段是团体心理治疗的关键时期。团体成员最主要的需求是利用团体解决自己的问题。到这个阶段，团体凝聚力和信任感已达到很高的程度。成员充满了安全感、归属感，互相接纳，互诉衷肠，开放自我，表露出更多的个人信息及其生活中的问题，并愿意探索问题和解决问题。同时也表现出真诚的关心他人的行为。成员从自我的探索与他人的反馈中尝试改变自己的生活，并得到其他成员的支持、鼓励。此时的领导者也必须开放自我，并设法使成员在团体进行过程中集中注意力，朝向团体目标和个人目标，做有益的改变。

（四）结束阶段

结束阶段团体成员由于分离在即，一些成员心中充满离愁别绪，同时想利用最后的机会表露自己希望、害怕的情绪，以及对别人的感受。同时成员必须对自己的团体经验做出总结，并向团体告别。领导者要把握好这个机会，使成员能够面对即将分离的事实，给予成员心理支持，协助成员做出个人的评估，整理归纳在团体中学到的态度、认知、情感、行为，将团体中所学的东西应用于日常生活中，使成员继续改变与成长。可以采用结束预告、轮流发言、领导者总结、作业分享、游戏活动等技术。

## 延伸阅读

1．欧文亚．团体心理治疗 - 理论与实践．北京：中国轻工业出版社，2014.

2．樊富珉．团体心理咨询．北京：高等教育出版社，2005.

（高兵玲）

## 第三节 系统式家庭治疗

家庭因素对儿童的身心发展具有显著影响，家庭在儿童行为问题的发生中的作用至关重要，研究显示，与正常儿童相比，ADHD 儿童的家庭问题更多，教养不良更常见。因此，对患有ADHD 的儿童开展家庭干预，为其创造和谐而又开放的家庭氛围，有助于促进 ADHD 儿童身心健康的发展。

### 一、ADHD 患儿的家庭特点

国内外研究显示 ADHD 的发生、发展和转归都与家庭有关，不良的家庭环境和父母的养育方式容易导致儿童出现多动症状或使已有的症状加重。

不少 ADHD 儿童来自父母离婚或分居的家庭，家庭成员之间情感交流少、父母感情不和、矛盾冲突过多、家庭暴力等问题在 ADHD 患儿中也十分常见。由于长期生活在父母相互讽刺、挖苦、相互攻击，甚至分居、离婚的环境中，他们经常处于恐惧、紧张、压抑、恐惧的情绪状态，久而久之，会出现行为的失控，进而表现出情绪不稳定、多动冲动和注意力不集中等行为问题。

ADHD 儿童的父母也经常存在养育方式不良的问题。受遗传或发育的影响，ADHD 儿童常表现出活动过度、自律性差、负性情绪多等问题行为，①他们的父母在对待这些问题行为时，经常对患儿使用指责和惩罚的方法。事实上，受到 ADHD 的困扰，孩子自身本来就充满了挫败感和无效能感，父母如果进一步以指责和惩罚回应 ADHD 儿童，就是在忽略 ADHD 儿童的情感需求，使孩子的不安全感、挫败感和无助感进一步加强。②还有部分父母，由于经过长期努力仍旧无法解决孩子的 ADHD 问题，他们就丧失了信心，或者觉得生活没有目标而变得彷徨低落，或者变得过分焦虑紧张，对孩子过度控制。当父母处于这样焦虑或抑郁的情绪状态时，孩子会更加自责，甚至破罐子破摔。③还有部分 ADHD 儿童家庭，父母对问题行为的态度反差鲜明，一类是家长对孩子的每个问题行为都过度关注，另一类家长则认为这些都不是问题，因而每当孩子出现问题行为时，家里就战争不断，冲突绵延，有的甚至扩展到诸如祖父母这样的家庭成员。这种冲突会影响整个家庭体系的相互关系，削弱家庭成员之间的亲密程度。这些都将导致 ADHD 儿童的症状出现或恶化。

## 二、ADHD 儿童的家庭心理治疗

### （一）家庭治疗理论

#### 1. 家庭治疗概述

家庭治疗是 20 世纪 50 年代以来发展起来的一种以家庭为单位的治疗技术，是以系统论、控制论来理解和干预家庭的一种心理治疗。它认为所有患者呈现的问题只不过是家庭成员相互作用的结果，其家庭本身才是"患者"。因此，改变病态现象不能单从治疗个别成员着手，而应以整个家庭系统为对象，通过访谈和行为作业传达信息，以影响家庭结构、交流和认知特点，改善人际关系。

研究显示，父母的关心支持、良好的家庭人际关系，是孩子长大后情感、行为反应的基础；父母在儿童早期给予孩子足够的支持和有效情感交流有助于孩子大脑杏仁核和前额叶皮质的发育，这恰好是情绪调节和管理相关的脑区。对于 ADHD 儿童来说，其行为问题的根源是大脑的损害，而其不良的情绪问题，如愤怒、抑郁、焦虑或人际关系不良，很多与家庭有关。比如 ADHD 儿童的妈妈，因为孩子不遵守课堂纪律而被老师问责，她回家后可能会同样地指责孩子。妈妈为此焦虑，等爸爸回家时，妈妈开始抱怨和指责爸爸只关心自己，疏于管教孩子。这让爸爸很生气，觉得妈妈不理解自己。于是夫妻开始争吵，生气的爸爸甚至体罚孩子。孩子恐惧、哭闹，妈妈冲上去保护孩子，认为爸爸的方式过激了……这样的家庭互动模式会保留下来，即孩子一出问题，一家人就开始批评指责，甚至威胁，吵成一团，然后产生新的家庭问题……研究显示，这样的家庭互动模式与 ADHD 密切相关，也会影响 ADHD 的疗效。因此，ADHD 儿童的家庭治疗不把症状看成是儿童自己的问题，而认为是家庭系统出了故障，因此家庭治疗师更关注的是家庭内部的各种关系，比如亲子关系、夫妻关系。在家庭治疗中，父母逐渐习得如何体察自己的情绪和行为，如何以建设性的方式处理与孩子之间的关系。

2．系统式家庭治疗的理论及策略

系统论：认为家庭是一个系统和整体，家庭成员所呈现的症状需要放到家庭的大背景下去解读。比如当孩子出现 ADHD 时，我们需要看 ADHD 症状出现的时间和频率与他的家庭的关联，门诊中经常遇到症状通过药物治疗后获得缓解的 ADHD 患儿，坚持服药情况下突然病情波动，仔细询问，原来近期父母冲突严重甚至闹离婚。因此，要更有效、更快捷地缓解或消除家庭中某个成员的问题或症状，需要整个家庭共同参与，共同成长。这样，一方面有利于"根除"问题，不会陷入"拆东墙补西墙"的恶性循环；另一方面有利于维持治疗的长期效果。

资源取向：认为症状是有意义的，是资源，是可以被利用的。比如 ADHD 儿童的多动冲动行为，家庭治疗师认为孩子也许是在用这种行为向父母发出信号"你们该关注一下我了"。不少研究都显示，很多 ADHD 儿童在童年早期被父母忽视，极度缺乏关爱，他们仿佛是在无意识中以 ADHD 症状来获取原本父母应该给予却没有给到的关注。又如 ADHD 儿童的母亲不停地抱怨丈夫不管孩子，爸爸通常的反应是很生气更不愿和妈妈说话；爸爸的反应往往导致妈妈更加愤怒从而抱怨升级……如此恶性循环，家庭成员经常陷入绝望的境地，家庭治疗师则不那么悲观，他们会这样看待问题：妈妈抱怨其实是妈妈很焦虑，想获得爸爸的帮助支持。所以治疗师尽力帮助妈妈看到和接受这一点，并传授妈妈如何通过不是抱怨的方式去寻求爸爸的支持……这样不仅减轻了家庭成员的内疚感，还激发了他们改变的热情和参与治疗的动力。

系统自组织性：指系统有自我改变、自我修复从而维持自身稳定性的潜能。这个理论来源于生物学的"内稳态"学说——生物个体有自我调节维持体液及各方面平衡的能力。用这个理论看待问题家庭和问题行为，就是我们要信任和相信家庭成员有能力并能够通过努力解决个体和家庭的问题。这种观点，不仅给家庭灌注了康复的希望，也给家庭成员创造了自我反思、自我调整、自我成长的时间和空间。

基于以上理论，治疗师可以采用如下策略来干预家庭。

扰动，而不是直接教导或亲自参与。这个策略是基于资源取向和系统自组织性理论的。临床中常见治疗师迅速发现的家庭的问题，然后"助人情节"促使他们急于把他们发现的这些问题告诉家庭成员，甚至在没有询问家庭成员是否接受这些观点的情形下就给出了所谓正确的"改错"方案。殊不知被投石出现震荡的湖面有能力自然恢复平静，我们只需要留出充分的时间，并创造风平浪静的周围环境就好了。相反，我们如果试图通过外力抚平水波，不仅徒劳无功，甚至会增加震荡的时间。

帮助家庭看到症状或问题背后的"故事"或"资源"。这个策略是基于系统论和资源取向理论的。临床中很多家庭都被症状或问题困住了，他们或者被症状吓到，或者为问题过度焦虑，因此，他们往往看不到问题背后的资源，也无心探究症状背后的故事。殊不知，正是这些未被发掘的资源才是解决问题的能量，恰恰是这些被忽略的故事才是消除症状的金钥匙。

促进家庭成员之间直接的、积极的、建设性的沟通，改变僵硬的、失调的相互作用模式。这个策略是基于以上三个理论。既然症状和问题是有背后故事的，家庭成员又有资源和自组织能力，我们不妨促进成员借问题彼此沟通，从而促使他们发现问题背后的不良沟通和相互作用模式，以进一步彼此调整，从而获得成长和改变。

（二）家庭治疗常用技术

1．提问技术

（1）循环提问

循环提问指轮流、反复地请每一位家庭成员猜测其他成员对家庭成员之间关系的看法、对家庭成员行为的观察，或是某种观点、感觉，并请被提问的成员代替被猜测的成员去报告这些看法、观察、观点和感觉。这种技术的使用可以为家庭提供多重视角，丰富家庭的认知，并在循环反复的提问中揭示不同成员观点、感受方面的差异。

（2）差异提问

差异提问是一种直接指向不同的家庭成员对同一件事、同一行为、同一个人或同一问题看法差异，以及家庭在不同的时间、地点、人物场景下的行为差异，以及不同成员对同一件事、同一个人或问题关注程度差异的提问方式。比如"她在家外面调皮一些还是在家里更调皮一些？""你们家比其他家争吵得更多还是更少？"等。

（3）假设提问

假设提问指治疗师提出某种在家庭的现实生活中不曾出现过的，家庭从未曾思考过的假设情况，并提问家庭设想在这些假设情境下可能发生的一些行为、想法或事件。提问中假设的内容可以是某种情境、问题解决方法、问题的原因或者某种奇迹性的情况。如"如果你从没遇到这些问题，你们家现在的生活会是什么样呢？"也可以使用"奇迹提问"，即同时指向奇迹性的假设情境和未来。"假如明天早上你起来突然就好了，你的生活会是什么样？"等。

（4）例外提问

例外提问指治疗师所使用的一种直接指向与家庭的一贯叙述、行为或观点不相符的例外情况的提问技术。比如提问家庭回忆没有问题、症状的时间、场合和人事等情景，或是提问请家庭思考一直被认为"一无是处"的某一位或某几位成员的优点。例如，"你们总是在说他的缺点，那他又有哪些优点呢？""你估计在你妈妈眼中你有哪些优点呢？"

（5）前瞻性提问

前瞻性提问指一种时态为将来时的提问方式，提问所指向的内容是与家庭相关的未来的人、事、行为或生活情境。治疗师认为，"前瞻性提问"一方面可以评估家庭的观点，另一方面还可以通过让家庭设想未来的美好情境而诱导使这些设想变成现实。例如"你有没有想过你十年以后会是什么样子？""你现在已经有些进步了，那你以后会不会像这样一直好下去呢？""假如这些问题都解决了，你觉得你们家庭生活应该是什么样子的？"

2．隐喻

隐喻指治疗师运用暗示性的比较和类推，将原先用于指代某一事物或含义的语句、故事或概念转移到另一事物上，以此将治疗师想要传达的观念和意思，以及家庭的互动模式和人际关系形象地呈现给家庭。或是请家庭完成某些具有特殊含义或暗示性较强的非言语行为和动作，来传达治疗师所想表达的意思。

3．改释

改释指治疗师针对家庭原本对问题的定义和看法，以及家庭所认定的某位或某几位成员行为背后的意图，给予一个完全不同于其既往理解的、正向的和积极的解释，以代替家庭原先所持的负向解释。改释的内容还包括将问题出现的诱因解释为外归因，避免对任何一位家庭成员的责备。如将 ADHD 儿童的冲动行为改释为孩子在用这种行为获得父母的关注。

4．家庭作业

为了将治疗干预的效应延续至治疗访谈后，同时为了帮助家庭自发地寻找可行的应对方式，或是触发家庭改变，治疗师可在会谈结束前常布置给家庭一些直接指向靶症状或家庭人际关系的行为和认知作业。按照内容，家庭作业可分为如下几种：单双日作业（交替过两种截然相反的生活方式，"好的"和"不好的"方式），记红账（偷偷记录家庭成员的进步），悖论处方，水枪射击和弹橡皮筋游戏（当再次出现问题行为时，其他成员用水枪或橡皮筋射击"犯规"成员）。

## 延伸阅读

1．曾文星 . 家庭关系与家庭治疗 . 北京：北京大学医学出版社，2002.

2．王玉凤 . 注意缺陷障碍 . 北京：北京大学医学出版社，2007.

3．王成彪，林红，家庭心理学 . 北京：开明出版社，2012.

4．戈登堡 . 家庭治疗概论 . 西安：陕西师范大学出版社，2005.

（高兵玲　钱　英）

# 第三章　训练操作流程

## 第一节　课程表

训练0　训练前家长团体教育

训练1　执行技能训练的目标和原理

训练2　分心走神怎么办——如何避免做作业时分心

训练3　三思而后行——做事不考虑后果对我们的影响

训练4　合理提要求——与别人相处时如何正确表达自己的需求

训练5　不着急，弄清楚，再行动——学会将事情完全弄明白后再行动

训练6　中期评估；应对叛逆——中期目标调整；如何应对对立违抗问题

训练7　制作时间计划表——做作业时如何按照自己的意愿安排时间

训练8　合理接受拒绝——自己的要求别人不能给予满足时怎么办

训练9　换位思考——与人相处时学会换个角度看问题

训练10　记忆训练列清单——学会列清单，不忘记老师布置的作业

训练11　转换——灵活应变，计划突然有变怎么办

训练12　结束评估及告别——课程总结，课程的重要回顾，目标的实现情况

44

# 第二节 职责分工表

系统式执行技能多家庭团体训练职责分工见表 3-1。

表 3-1 系统式执行技能多家庭团体训练职责分工

人员配备：主治疗师，副治疗师，助教，游戏治疗师（由副治疗师或助教承担）

地点安排：2 个房间，安静、安全

时间：共 120 分钟，三个环节

| | | 主治疗师 | 助教 |
|---|---|---|---|
| 课前 | | 1. 提前一周安排助教准备场地、仪器设备、礼品；<br>2. 通知家庭和助教；<br>3. 提前 1 天确认场地、仪器设备、参加人员人数；提前半天找助教确定这些准备情况 | 1. 听从主治疗师安排准备场地、仪器设备、礼品；<br>2. 提前一天提醒上课，提醒交作业，确定参加的小朋友及治疗人员；将确定的参与人员告知主治疗师 |
| 课中 | 儿童课堂<br>0—40min<br>房间 1 | 1. 负责儿童课堂 PPT 讲课；<br>2. 孩子回答问题及时发放卡片给予奖励，可交代助教协助发放；<br>3. 维持课堂秩序 | 1. 负责协助主治疗师维护课堂秩序；<br>2. 发放卡片 |
| | 多家庭互动环节<br>41—80min<br>房间 1 | 负责组织家庭分组进行场景练习 | 1. 互动时协助主讲调动每个家庭参与，针对练习给予指导；<br>2. 拍摄互动照片； |

续表 3-1

|  |  | 主治疗师 | 助教 |
|---|---|---|---|
|  | 家属教育<br>81—120min<br>房间 1 | 1．负责解答家长在第一环节总结的 3 个问题，并针对问题给予专业指导和建议；<br>2．家属教育团体记录整理（也可由助教记录），课后 2 天内发给主治疗师和项目负责人 | 记录整理，课后 1 天内发给两位治疗师和项目负责人 |
|  |  | 副治疗师 |  |
|  | 家属自助团体<br>0—40min<br>房间 2 | 1．前 10 分钟，协助家长讨论交流作业完成情况；<br>2．可针对家长上次内容不清楚的地方给予讲解；<br>3．帮助家长团体形成；<br>4．最后 10 分钟帮助确定 3 个问题及问题的先后顺序，以便在第三环节讨论 |  |
|  |  | 游戏治疗师（由助教或副治疗师承担） |  |
|  | 儿童游戏<br>81—120min<br>房间 2 | 1．带孩子进行游戏治疗，注意安全；<br>2．最后 10 分钟发放礼品。 |  |
|  |  | 主治疗师 | 助教 |
| 课后 |  | 1．主治疗师组织所有人讨论总结此次课程（30 分钟）；<br>2．将课堂内容总结发到家长群里，督促完成家庭作业；<br>3．联系缺课家庭给予补课，指导完成家庭作业（也可交代助教完成） | 1．记录课后全体工作人员讨论纪要，发给主治疗师；<br>2．照片发到家长群里，同时留存备用；<br>3．收拾整理场地、仪器设施、礼品 |

# 第三节　团体规则说明

## 一、儿童课堂及儿童游戏规则

1．按时到场发 5 张卡片。

2．上课举手回答问题，可以得到 1 张卡片。

3．每周作业按时完成获得 1 张卡片。

4．进行互动时，一个家庭进行表演，另一个孩子进行评价，凡是合作完成的小组可以获得 2 张卡片。最后投票最高的那一组可以再获得 2 张卡片。

5．迟到扣除 4 张卡片，扣的 1 张卡片给第一名到的同学。

6．上课不准乱跑，不准打架。违反者扣除 1 张卡片。扣除后仍然不听者取消换礼物的机会。

7．上课不准骂人，违反者扣 1 张卡片；不准叫别人外号，违反者扣除 1 张卡片。

8．进行互动时，一个家庭进行表演，另一个孩子进行评价，凡是合作完成的小组可以获得 2 张卡片。最后投票最高的那一组可以再获得 2 张卡片。如果因为卡片给谁的问题吵架或者打起来，则卡片全部收回。

9．儿童游戏环节无故打扰主场者，扣 1 张卡片。

10．各环节禁止动手斗殴，第一次提醒，第二次家属连带禁闭 5 分钟，第三次取消本次活动资格，第四次开除。

11．为提高孩子们的动力，可以在后期规定连续 2 次按时参加额外获 1 张卡片。

12．换礼物时，每个小朋友按照顺序排队换礼物，说出上周让自己开心或者骄傲的事情，先说出来的小朋友先换礼物。

## 二、家长规则

### 1．出勤和请假

（1）训练 0 和训练 1 必须全勤，缺任何一个，默认退出。

训练 0 和训练 1 全勤者，其他训练累计四次不来默认退出，连续三次不来默认退出。

（2）请假提前 24 小时，说明原因，除生病等特殊原因，尽量坚持训练，不迟到早退。提前 24 小时请假，违规者，下次上课孩子少发初始 5 张卡片的 2 张。

（3）连续两次不迟到，家长可以替孩子获得 1 张卡片。

（4）除以上必须执行的外，可在训练 0 的过程中与家属协商出勤与请假制度。比如，如果家属接受，可以设置缺勤迟到罚款制度等。

### 2．团体原则

守时，保密，真诚，不批评，不羞愧。

### 3．家长任务

要求家长遵守规则，配合老师坚持完成训练和评估；重视规则的必要性，以身作则，加强孩子的规则意识。

（1）每次上课前家长带领孩子登记考勤表，交作业，完成作业者有奖励。连续两次作业正常完成，家长可以替孩子获得 1 张卡片。

（2）家庭作业每次布置给孩子和家长，家长负责提醒孩子完成交老师；每次的上课内容要回去实践，认识实践的重要性。

（3）家长形成习惯，积极倾听、积极讨论，尤其是与孩子共同参与的环节，需给孩子做榜样，不浏览手机和不拨打或接听电话。

（4）家长给孩子做好课前准备，如上厕所、洗手等。

（5）给孩子准备水壶，带进教室，上课时家长不进教室，食品及玩具提早交给家长保管。

（6）家长自助团体中，由家长轮值组长认真负责主持家长环节并做书面记录，交给老师。主要内容：交流完成上周作业情况，总结 1 ～ 3 个大家普遍关注的问题。

## 三、治疗师规则

1．积极备课，保证每次课堂质量；提前一天在群里提醒，统计参加人数。

2．停课：尽量不停课。患者参与人数少于一半，停课。停课不能超过 2 次，不能连续停课 2 次及以上。节假日首选调时间，次选停课。

3．到场：两位主治疗师和一位助教缺席每人不能超过 2 次。

## 四、礼物兑换规则

7 张卡片换一个橡皮。8 张卡片换一支笔。

9 张卡片换一个小转笔刀。10 张卡片换一盒小蜡笔。

11 张卡片换一盒水笔。12 张卡片换一盒橡皮泥。

13 张卡片换一个小飞侠。 14 张卡片换一个大白橡皮（大白是《超能陆战队》漫画人物）。

具体换的礼物可以根据小朋友获得的卡片张数定，如果小朋友普遍获得的卡片多，可以在上述规则的基础上上调两张卡片。小朋友将卡片存下来累积替换礼物。

## 五、注意事项

如果在治疗小组活动的中后期参与人员出现多次临时请假情况，是团体凝聚力和规则出现问题的表现，如出现在早期，可能导致团体解散，中后期出现也会影响团体动力和疗效，需要重视。

解决办法：

1．及早发现苗头，第一次有人缺席，就需要在家属和儿童环节分别强调。

2．治疗师以身作则，治疗师自己严格遵守设置的规则。

3．充分利用孩子来督促父母准时参加训练，缺席迟到扣卡片，并严格执行。保留每次出勤记录，如果换治疗师，需要交接好请假缺席情况，不能使缺勤者钻空子。

## 第四节　教　案

### 训练0　训练前家长团体教育

#### 一、课前准备

场地，电脑，PPT，音响，话筒，纸，笔，家庭作业手册，秩序、奖惩记录本，家长值班表及记录本（家长轮流负责组织第一家长互动环节）。

#### 二、目标

1．执行技能多家庭团体技能训练起效因素。

2．促使家长锁定希望通过本项目解决孩子哪方面问题。

3．促使家长明确在本项目中的角色和任务。

#### 三、内容

（一）PPT（执行技能多家庭团体训练起效因素）（0—40分）

1．执行技能训练

执行技能包括抗干扰、冲动行为控制、情绪控制、时间管理、任务启动、组织条理、工作记忆、灵活适应等方面。ADHD儿童常存在执行技能缺陷：表现为有点刺激就分心，小动作多，经常与老师或同学发生冲突，写作业缓慢，拖到最后一分钟才开始，书包作业乱糟糟，丢三落四、忘事，反复犯同一个错误等。本课程针对不同的执行功能缺陷，设定相应课程，提供方法指导；并安排家庭作业，帮助孩子在日常生活中去应用相关方法、以提高执行功能。

2．行为矫正

ADHD 儿童除了有注意力缺陷外，还存在多动冲动、多种情绪和行为问题，难以遵守课堂纪律，有时与老师家长对立违抗。家长往往觉得很难管教。本课程将通过一系列行为矫正方法帮助孩子养成良好的课堂纪律；并在家属教育环节讲解行为干预技巧，指导家长有效地管理孩子的行为。

3．团体互动

ADHD 儿童常存在人际关系困难，如因多动冲动，常与同伴发生冲突，交朋友少；本课程设置包括互动环节和游戏环节，引导孩子学习与同龄人相处的技巧。

4．家庭干预

ADHD 儿童因注意力不集中、做事情拖延、多动冲动等问题，家长觉得管教困难；有时老师也常找家长，给家长带来很大压力。家长感觉受挫，怎么都教不会这个孩子，渐渐失去了耐心，常采用批评、指责、甚至诉诸武力等方式，不能良好地与孩子互动。本课程通过家长自助团体和家长教育团体，给家长们提供一个经验分享的平台，并给予专业指导和建议，帮助家长良好地与孩子互动。

（二）治疗师引导的家长团体（41—80 分）

准备三个篮子，分别为大黄、中黄、红色篮子，以及便签纸。引导家长在便签纸上写上所有他们认为孩子目前存在的问题。大黄篮子中放那些"大部分孩子都会做的令人讨厌的或不恰当的行为"问题；中黄篮子中放那些"孩子持续很长时间的行为模式或习惯，即使目前不处理也不会有即刻大的不良影响"的问题；红篮子中放那些"目前急需解决，无法再忍耐的三个问题"。请家属结合本训练的起效因素，从红篮子中选一个可能通过本训练来解决的问题行为，作为本次训练的目标。

（三）促使家长明确在本项目中的角色和任务（81—120分）

1.家属自助团体

①家长之间彼此宣泄情绪，情感支持；②家长之间分享管理孩子的经验教训；③家长之间讨论产生3个家长内部解决不了的问题，提交治疗师进一步处理。

2.多家庭互动

①配合孩子对本次训练学习的执行技能进行角色扮演；②观察其他家庭的亲子互动，反思自己的亲子关系并恰当调整；③遵守团体规则，给孩子树立榜样（不看手机，不交头接耳，不迟到早退等）。

3.家属教育团体

"真诚，保密，不批评，不羞愧"，积极提问、反思、分享，与治疗师和其他家属互动。

4.课后

①监督辅助孩子完成课后练习，有意识地带领孩子练习学到的技能；②践行训练过程中习得的管理孩子的行为的技巧；③争取与配偶或其他参与孩子行为管理人员的沟通合作。

## 训练1  执行技能训练的目标和原理

### 一、课前准备

场地，电脑，PPT，音响，话筒，贺卡（家庭记录课程目标和问题），扑克牌2副，纸，笔，家庭作业手册，秩序、奖惩记录本，小奖品，家长值班表及记录本（家长轮流负责组织第一家长互动环节）。

## 二、目标

1．建立关系。
2．协助家庭形成切合实际的训练目标。
3．介绍课程内容及设置。

## 三、内容

（一）多家庭团体互动
1．自我介绍
（1）设置
家长、孩子、治疗师围坐一圈。
（2）内容
治疗师自我介绍；孩子轮流自我介绍，介绍内容可以包括自己的年级、喜欢的科目、爱好等；家长可自己介绍，也可由孩子介绍父母，包括父母的职业、学历，欣赏父母的地方，不喜欢父母的地方等（能介绍父母的奖励扑克牌一张）。
2．标尺（明确目前的问题和希望改变的方面）
（1）确定目标
此次训练最想解决的问题。
可以由家长和孩子共同提出，也可以由孩子提一个目标，家长提一个目标，不能超过 2 个，而且孩子和家长分别提的目标要经过共同协商达成一致。
目标特征：具体，可测量，可操作，有时限。举例：比如12 周后，完成日常语文作业时间从 2 小时缩短到 1 小时。注意：可以用 10 分钟的时间让家长和孩子讨论，治疗师可巡回给予指导；提醒家长不能代替孩子的意志。

（2）目标记录

将确定好的目标写在贺卡上（训练6和12需要重新核对）。

（3）标尺评分

每个家庭把目标以 0 ~ 10 进行评分，确定目前的位置，期待结束时的变化和位置。例如，目前写作业需要 1 小时，打 3 分，期待结束时写作业可以半小时完成，打 8 分。可以找一组家庭示范，注意：先问孩子，再问家长；对问题的描述要具体化、澄清、明确 3 分、8 分等代表的确切含义。

（4）其他

期间组织其他家长给演示的家长和孩子拍照留念。

（二）PPT（家属孩子共同听，分为两组，互动中竞争回答课堂内容）

1．执行功能定义

"办事能力"把一件事情有效率地做好的能力。打比方，交响乐团的指挥。

2．执行功能包含的成分

抗干扰；冲动行为控制；情绪控制；时间管理；任务启动；组织条理；工作记忆；灵活适应。

3．执行功能训练如何帮助我们

儿童课堂——引导孩子自我行为管理；家长团体——指导家长如何有效管理孩子的行为；多家庭团体互动——引导孩子学习与同龄人的相处技巧，引导家庭学习正性沟通互动。

4．课后作业介绍

签合约；家长负责记录作业完成情况；强调作业的重要性，提醒每次带作业，完成作业并展示作业者有卡片奖励。

（三）结束

收回家庭记录卡片；记录每个孩子的扑克牌数，兑换奖品。

## 训练 2　分心走神怎么办

### 一、课前准备

场地，电脑，PPT，音响，话筒，贺卡（家庭记录课程目标和问题），扑克牌 2 副，纸，笔，家庭作业手册，秩序、奖惩记录本，小奖品，家长值班表及记录本（家长轮流负责组织第一家长互动环节）。

### 二、目标

1．深化关系。

2．复习上一周的作业完成情况。

3．讲解：分心走神怎么办。

4．练习：如何避免分心走神。

### 三、内容

（一）儿童课堂（0—40 分）

1．进一步建立关系

"谁认识了更多的朋友"。

2．老师介绍 PPT 内容

（1）谁有分心走神的问题

通过举例引导孩子说出自己分心走神的情况。

（2）如何自我避免分心

a．写小纸条"我要专心"贴在桌子上；b．划"正"字记录自己每天走神的次数；c．每隔 20 分钟休息一次；d．计划每天进步一点点，记录每天完成作业的时间。

（3）如何让父母更好地帮自己不分心不走神，而不是批评 /

发脾气。

a．让妈妈叫我名字提醒，爸爸指一下作业本提醒；b．跟妈妈"签合同"：如果我按时完成作业就做自己喜欢的事情；c．如果他们不耐烦，给他们计负分；d．叮叮醒神提醒：家长说：叮叮，眼要怎么做？孩子：叮叮，眼睛看书本；家长说：叮叮，嘴要怎么做？孩子：叮叮，嘴巴要闭上；家长说：叮叮，手要怎么做？孩子：叮叮，手要放桌上。

（4）课后作业介绍

给父母计分，父母发脾气扣分，保持好提醒习惯加分；亲子互动，加强其他方面的注意力训练，而不仅是学习；下次课举出a．两个自己提醒自己成功避免分心走神的方法；b．父母帮助孩子成功避免分心走神的方法（孩子接受并且成功实行）。完成者奖励2张卡片。

3．儿童课堂注意事项

（1）讲课中时刻注意与孩子们的互动，经常提问／及时奖励，提高孩子们的注意力和参与热情。

（2）对于不合作、希望通过各种方式获得注意力的行为，予以适当关注，但不要被孩子们"带跑"。

（3）在互动中，适当引导和归纳孩子们的发言，使之符合主题。

（二）家属自助团体（0—40分）

1．进一步强调课程框架和家长职责。

2．进一步建立关系，家长自我介绍，互相熟悉认识。

3．家长交流孩子的主要问题，过程中允许家长宣泄倾诉。

4．交流上周完成作业的过程中遇到的问题、困难和经验等，产生迫切需要解决的3个问题，产生问题的过程也是干预的过程，未解决的可留在第三环节解决。

5．家长分工，设立小组长值班制度，每次家长环节由小组长组织讨论，记录产生的问题，留待第三环节解决。

（三）多家庭团体互动（41—80分）

1．设置：家属、孩子、治疗师围坐一圈，中间留空地。

2．介绍游戏规则＋游戏

（1）孩子们自由组成两人小组，也可"1-2"报数，由1号选择，组成两人小组。

（2）游戏A

托球跑。一个孩子负责托球跑，另一个孩子负责干扰，干扰不得接触对方的身体、球。记时，评出速度最快组和错误最少组，由未获奖组为其发放奖励。每组发表获奖感言。

要点：如何抗干扰／避免分心，或者如何进行干扰的，或者其他感想或体会。

（3）游戏B

"小情景剧"亲子互动，改变发脾气习惯。情景设置：孩子做作业走神，家长发脾气，孩子提醒家长，家长改变提醒方式。

（4）叮叮醒神提醒练习

家长和孩子配合进行。

3．展示上周作业，全部完成的奖励并合影。

4．注意事项

（1）尽可能让家长和孩子互动

a．同一家庭家长和孩子真实互动：还原家庭日常互动情景，如发现问题及时给予干预，引导发现其他家庭的互动模式与其不同的地方。

b．角色互换：家长和孩子可以互换角色，体会做孩子／家长的不同感受。

c．孩子可以和其他家长组成互动团体，感受不同的互动模式。

（2）通过规则设置，鼓励和邀请家长参与

a．要求家长参与其中，不能只让孩子表演，家长观看。

b．每次互动都强调家长禁止看手机，治疗师示范把手机放到前面，并解释这是给孩子做示范，对表演者尊重，也是保障训练效果。

（3）"亚团体"处理：有时团体里会形成小团体，两三人总是要聚在一起，分组规则固定：1-2-3-4 报数，1-1/2-2/3-3/4-4 两人一组，必要时严格按原则分组。

（4）一个孩子离开团体处理

a．如果离开团体是问题行为（扣卡片不满意，赌气离开）或意外情况（身体不适等），由助教处理离开者。主治疗师继续进行团体活动。

b．如果离开团体是团体内事件（比如发生冲突，一个孩子赌气离开），中断团体活动 3 分钟左右，可在团体内处理冲突。如果当时达不成协议，助教处理冲突双方，主治疗师继续进行团体活动。

c．助教独立处理有困难时，可邀请孩子的家长参与。

d．助教处理结束后，邀请离开者回到团体。如果离开者仍旧拒绝参与活动，则采取"忽视＋间断关注"的方法，比如让离开者旁观，提问时间断询问他的意见，仍视其为团体一员，促进其参与以及最后的回归。

（四）家属教育团体（81—120 分）

1．对第一环节家长们总结的 3 个问题进行讨论。

2．归纳家长们对整体课程的建议。

3．介绍课程内容与课后作业。

4．注意事项

（1）治疗师要有主有次，主治疗师要用好副治疗师，副治疗师不可喧宾夺主，两者要配合好。

（2）注意不要延时拖堂，如有未解决的问题，可给予关注，下次课时先解决此次未解决的问题。

（3）尽量利用家长资源，引导家长互动，分享经验教训，关注不发言的家长，提醒话多家长节制，治疗师最后总结要点，举例尽量用现场互动或家属举例的现实和当下的案例。

（五）儿童游戏

1．可设置小组长，孩子们轮值，负责维持秩序。

2．最后5分钟记录每个孩子的扑克牌数，兑换奖品。

3．注意事项

（1）提前为孩子们准备水杯/纸等用品，以免反复进主场打扰。

（2）注意避免冲突，制定违规处理规则：对于无故打扰主场者，予以扣纸牌惩罚；动手斗殴，第一次提醒，第二次家属连带禁闭5分钟，第三次取消本次活动资格，第四次开除。

4．常用儿童游戏（尽量选择消耗体力的游戏，但需要肢体接触少的游戏）

（1）"三个字"

手心手背，选出一个孩子，追其余孩子。当其他孩子快被追到时，喊出有关三个字的词，之后脚下不能动，等别的小朋友来解救自己。当别的小朋友碰到自己的身体，就算解救成功。如果抓人的孩子在被追到者"我们喊"三个字之前先碰到被追到者，被追到者就和抓人的孩子互换角色。

（2）红灯、绿灯、小白灯

手心手背，选出一个孩子，被选出的孩子面对墙，背对剩下孩子。其余孩子离开一定距离，面对这个孩子。当被选出的孩子面对墙喊红灯、绿灯、小白灯时其余孩子靠近他。当这个孩子喊完小白灯后立刻回头，其余孩子立刻定住不动。如果距离大的话，再喊一遍（可多次重复）

当有孩子碰到这个说话孩子的时候，大家分散往规定好的"家"跑，面对墙的孩子回头喊"定"。"定"住后，之前喊话的孩子，可以双脚跳一次去捉其他孩子，在这期间被"捉到"后就算输了，谁被"捉"到谁顶替之前被选出面对墙的孩子。

（3）丢沙包

分 ab 两组，a 组队员站在场地两头，b 组组员站中间。裁判喊开始，这时 a 队拿沙包的队员用沙包掷向 b 组的队员。若 b 组队员颈部以下被球击中就下场，但是击中颈部以上增加一次被击机会，到场上所剩队员为零时由 b 组队员拿沙包，a 组队员站中间闪躲。

（4）老鹰抓小鸡

手心手背分出谁是老鹰、鸡妈妈、小鸡。老鹰想办法抓鸡妈妈身后的小鸡。小鸡被抓到后，和老鹰互换角色，如果在抓的过程中，小鸡队伍断开，断开的小鸡也需要和老鹰互换角色。

（5）我是大王

手心手背分出谁是大王，其余孩子在大王身后排好队。大王做什么动作，身后的孩子也要和大王做一样的动作。（可绕着教室走一圈）做完动作后，换大王身后的小朋友做下一轮动作，大王排在队伍最后面。

# 训练 3　三思而后行

## 一、课前准备

场地，电脑，PPT，音响，话筒，扑克牌 2 副，纸，笔，作业记录本，秩序、奖惩记录本，小奖品；互动环节用具：四格表。

## 二、目标

1．复习上周内容。

2．讲解：如何三思而后行，学习应用"四格表"进行理性思考。

3．家长和孩子共同学会"四格表"式思考方式。

## 三、内容

各环节注意事项见训练 2。

（一）儿童课堂（0—40 分）

1．复习上周课程："上周学了什么"？轮流提问，举手回答问题，答对给予卡片奖励。

2．老师介绍 PPT 内容

（1）问题行为及案例情境介绍：

a．没看清题目，就开始写答案。

b．大人没说完，孩子就开始接话茬。

c．小朋友惹自己生气了，用拳头解决问题。

（2）运用四格表的形式，分析案例

| 短期 | | 长期 | |
|:---:|:---:|:---:|:---:|
| ☺ | ☹ | ☺ | ☹ |
| 好处 | 坏处 | 好处 | 坏处 |

场景 1：贝贝说：

——我特别不喜欢晨晨。

——课间的时候他笑我做作业做得慢。

——我一气之下，把语文书往他的脸上砸去。

——把他的脸砸出血了。

——老师知道后，立刻叫我妈妈来学校了……

| 短期 | | 长期 | |
|---|---|---|---|
| <br>好处<br>暂时出气了 | <br>坏处<br>老师把妈妈叫来学校了 | <br>好处<br>？ | <br>坏处<br>别人把我当做坏孩子 |

◆ 评价下贝贝：

你认为贝贝的做法对吗？

是否可以用沟通代替打人呢？

具体该怎么沟通呢？

◆ 贝贝可以这样办：

询问他人意见：让别人评价她的行为不礼貌。

表达自己的意见：我认为……

提醒晨晨如果我这样说你，你开心吗？

◆ 总结：说话做事之前，不着急。

自己问问自己该怎么做。

学会先想想，再行动！

3．复习本次课程内容

什么是四格表，如何运用四格表进行思考。考察孩子们的知识掌握情况。

（二）家属自助团体（0—40分）

1．家长交流孩子的主要问题，过程中允许家长宣泄倾诉。

2．交流上周完成作业的过程中遇到的问题、困难和经验等，产生迫切需要解决的 3 个问题，产生问题的过程也是干预的过程，未解决的可留在第三环节解决。

（三）多家庭团体互动（41—80分）

1．设置

家属、孩子、治疗师围坐一圈，中间留空地。

2．介绍课程内容概要和四格表，互动设置。

（1）孩子们"1-2-3-4"报数，数号相同的两个孩子组成一组，进行情景演练。

（2）情境介绍：a.语文老师批评了自己，因此不喜欢语文课，上课不好好听讲，不认真写作业；b.作业之外，家长另外安排了许多作业，不喜欢做，于是每次都拖着不做。

（3）根据情境，父母和孩子们按照四格表的形式进行思考，并给出最后的行动方案。

（4）每组一个孩子上台介绍，另一个孩子评价，表演和评价的均奖励卡片，最后评出表演最好的再给予卡片奖励。

3．展示上周作业，奖励，合影。

（四）家属教育团体（81—120分）

1．对家属们遇到的问题进行讨论。

2．归纳家属们对整体课程的建议。

3．介绍课程内容与课后作业。

（五）儿童游戏

1．小组长由孩子们轮值，负责维持秩序。

2．最后5分钟记录每个孩子的扑克牌数，兑换奖品。

## 训练4　合理提要求

### 一、课前准备

场地，电脑，PPT，音响，话筒，扑克牌2副，纸，笔，作业记录本，秩序，奖惩记录本，小奖品；互动游戏用具：游戏内容卡片。

## 二、目标

1．复习上一周内容。
2．讲解：合理提要求。
3．练习：如何合理提要求。

## 三、内容

各环节注意事项见训练2：

（一）儿童课堂（0—40分）

1．复习上周内容："三思而后行"

2．老师介绍PPT内容

（1）你会怎么办？

a．你看到家里有妈妈刚买的饼干，你很想吃。

b．同桌的桌子上放着他的iPad，你很想玩。

c．午饭没吃饱，恰好看到老师把鸡翅分发给同学后还剩两块，并且就放在你旁边的桌子上。

（2）你能说一下什么是提要求吗？

叫出称呼，礼貌询问，征得对方同意。

（3）什么是合理提要求

a．时间合理：叫出称呼，尽量避免打扰对方。

b．要求合理：说出想请求做的事情，尽量不要为难对方，对方是可以做到的。

c．态度合理：征得对方同意，语气要诚恳，不要胡搅蛮缠。

（4）练习合理提要求

场景1.周末来上培训课，妈妈答应天天可以在下课后玩手机游戏，可是下课后，妈妈突然发现忘带手机了，这时老师要求家长马上要开始上课了，可是天天提要求让妈妈回家去拿手机……

| 提要求 | 合理提要求 | 结果 |
|---|---|---|
| 时间不合理 | 换个时间：延迟提要求；天天可以让妈妈上完课后再提要求；<br><br>找替代：换个合理的要求；换个时间玩手机 | 1. 不耽误妈妈上课；<br>2. 天天也可以玩手机；<br>3. 妈妈认为天天是懂事的孩子 |

场景 2.家里的阿姨有事情辞职了，今天新来了一个阿姨，浩浩还是喜欢以前的阿姨，向妈妈提要求一定让以前的阿姨回来……

| 提要求 | 合理提要求 | 结果 |
|---|---|---|
| 要求不合理 | 放弃：不提这个要求，学会适应新阿姨；<br><br>找替代：换个合理的要求，可以让新阿姨做自己喜欢吃的菜 | 1. 吃到自己喜欢吃的菜；<br>2. 认识了新阿姨；<br>3. 妈妈夸浩浩懂事 |

场景 3.上美术课后，欣欣口渴了，妈妈给她拿出了准备好的开水，欣欣提要求要喝可乐，妈妈不同意，欣欣"哇"的一声哭出来了，吵着说："凭什么不让喝！我就不喝开水，渴死我也不喝开水！"

| 提要求 | 合理提要求 | 结果 |
|---|---|---|
| 态度不合理 | 合理询问；听别人所说的原因；<br><br>语气要诚恳；不要胡搅蛮缠 | 1. 欣欣可能喝到可乐；<br>2. 妈妈夸欣欣懂事 |

3．课后作业介绍

练习合理提要求：下次上课时举出 3 个自己合理提要求的例子的给予卡片奖励。

（二）家属自助团体（0—40 分）

参考训练 3 教案。

（三）多家庭团体互动（41—80 分）

1．设置

家属、孩子、治疗师围坐一圈，中间留空地。

2．介绍互动情景（课上所讲的三个场景）

3．分组练习

（1）孩子 1-2-3-4 报数、相同数字者一组，每组选择表演场景，进行练习：哪里不合理，如何改进。

（2）一个孩子和家长负责表演，另一家庭负责点评运用了哪些技巧，表演与评价均给予卡片奖励。

4．展示上周作业，奖励，合影。

（四）家属教育团体（81—120 分）

1．介绍本次课程内容。

2．对家属们遇到的问题进行讨论。

3．归纳家属们对整体课程的建议。

4．介绍课程内容与课后作业。

（五）儿童游戏

1．小组长由孩子们轮值，负责维持秩序。

2．最后 5 分钟记录每个孩子的扑克牌数，兑换奖品。

## 训练 5 不着急，弄清楚，再行动

### 一、课前准备

场地，电脑，PPT，音响、话筒，扑克牌 2 副，纸，笔，作业记录本，秩序，奖惩记录本，小奖品；互动环节用具：表演内容卡片。

### 二、目标

1．复习上一周内容。
2．讲解：不着急，弄清楚，再行动。
3．练习：不着急，弄清楚，再行动。

### 三、内容

各环节注意事项见训练 2。

（一）儿童课堂（0—40 分）

1．设置

孩子们围坐一圈。

2．介绍 PPT 内容

（1）眼睛看到的、耳朵听到的，心里想到的不一定都是正确的：举例，用示例图片说明两条线是否一样长；看到的海市蜃楼等。

（2）学会"不着急，弄清楚，再行动"

a．眼睛看得清清楚楚：仔细询问 / 工具测量。

b．耳朵听得明明白白：询问求证。

c．心里认为千真万确：合理提问。

（3）如何"弄清楚"：合理向别人询问

　　a. 叫出对方的名字——妈妈／姐姐…

　　b. 说出自己想问的事情——我想…

　　c. 征得对方的同意——可以吗？

3．总结提问

（1）总结

我们有时会出错。

看到的、听到的、想到的……都有可能出错。

很多事情本身就容易出错。

出错是很正常的，但我们要学会注意避免。

我们要：不着急，弄清楚，再行动。

（看孩子们的掌握情况，可以提问举手回答，给予卡片奖励）

（2）课后作业介绍

　　下周上课时举出 3 个遇到事情后没着急做反而向别人询问意见的例子，需要使用正确句型；下次上课时交上，可以额外获得卡片！

（二）家属自助团体（0—40 分）

参考训练 3 教案。

（三）多家庭团体互动（41—80 分）

1．设置

家属、孩子、治疗师围坐一圈，中间留空地。

2．情景练习

　　（1）孩子们"1-2-3-4"报数，数号相同的两个孩子组成一组，进行情景演练；每组选择场景，进行练习。

　　（2）每组一个孩子上台介绍表演，另一个孩子评价，表演和评价的均奖励卡片，最后评出表演最好的再给予卡片奖励。

　　3．展示上周作业，奖励，合影。

（四）家属教育团体（81—120分）

1．介绍本次课程内容。

2．对家长们遇到的问题进行讨论。

3．归纳家长们的收获。

4．介绍课程内容与课后作业。

（五）儿童游戏

1．小组长由孩子们轮值，负责维持秩序。

2．最后5分钟记录每个孩子的扑克牌数，兑换奖品。

# 训练6 中期评估及家长课堂

## 一、课前准备

场地，电脑，PPT，音响，话筒，贺卡（家庭记录课程目标和问题），扑克牌2副，纸，笔，家庭作业手册，秩序、奖惩记录本，小奖品，家长值班表及记录本（家长轮流负责组织第一家长互动环节）。

## 二、目标

1．针对家长和孩子在第一次课程时制订的1、2个目标进行中期评估。

2．给家属讲解管理儿童行为的误区和技巧。

## 三、内容

（一）多家庭团体互动（0—60分）

1．时间线

时间点1：最初目标。治疗师带领孩子回顾课程开始时制订的最初目标。

时间点 2：现况。①孩子和家长的观点：对现况较最初目标进行比较，之后量化排队（以某个参照物为基线，总分为 10 分，开课前的行为分数多少分，目前多少分，往上为改善，往下为退步，然后将改善与退步的分数进行量化比较）。②进步的原因：A．开放性提问，家庭自由发言。B．询问与训练的关系。C．拓展询问与训练的关系：具体到每一个环节，如与儿童课堂的关系，与互动环节的关系，与家属教育团体的关系等。

时间点 3：最终目标。是否需要调整，家长和孩子的观点如何，最后确定的最终目标要一致。

2．注意事项

（1）在时间线中如果没有对进步的原因进行充分讨论，可在时间线结束后组织所有家庭一起讨论进步的原因，与训练的关系；父母孩子一起探索。

（2）家长与孩子可能需要调整目标（中期前进了一两分，最后达到 10 分可能有困难），如目标之前制订得不具体，或者目标已经达成，需要重新制订新目标等，家长孩子一起探索接下来的目标，家长孩子目标要一致，在下次上课时交上来。

〔二〕家属教育团体（61—120 分）

1．治疗师授课，家长倾听，授课结束后家长可简单提问。PPT 介绍

（1）孩子常见的问题

从简单到困难的问题有：走神、小动作多；欠理想行为；对抗性的行为；攻击性的行为。

（2）家长常见的处理问题行为的陷阱

a．意外地奖励不当行为：孩子讲话不文明时，家长不合时宜地笑，当孩子发脾气时，反而允许孩子打游戏分散注意力。

b．忽视良好行为：孩子只能透过不当行为获得关注；家长对良好行为却忽视，只惩罚不良行为。

c．有样学样：家长不自觉地示范不当行为。

d．情绪升级；通过升级的方法获得自己想要的东西，大声喊叫、哭闹，不断央求／纠缠；孩子情绪升级／家长情绪升级／两者同时发生。

e．给予不恰当的指示：过多／过少／过难；时机不当；不清晰；肢体语言与指示不一致。

f．无效惩罚：惩罚威胁，但没有执行；愤怒情绪下的惩罚；应对危急而做出的惩罚；不一致的惩罚原则。

（3）干预方式

a．低调干预：以低调的方式令孩子知道其行为已受到注意，认同孩子改善了的行为。

b．明确指令：指令清晰，以口语发指令辅以视觉提示；指令简短、正面，先取得注意、再冷静地用肯定语句发出；给予孩子足够的时间去理解指令及行动；最少 5 秒的等候时间。

c．预告后果：郑重提示违规后果，说明可能承担后果的理据，引用规则；让孩子行使个人选择：或选择违规——承受惩罚、承担后果，或选择遵守规则——认同规则／免于承担后果。

d．按章办事：按照孩子的选择给予行为后果，选择违规——承受惩罚、承担后果，选择遵守规则——认同规则／免于承担后果；告知惩罚已成必然；保持冷静、先取得注意；用简短、正面、肯定的语句；承受个人选择的后果。

（4）家长常遇到的问题

提醒多遍该写作业了，孩子仍一动不动？

不仅不写，还发脾气了？

（5）如何解决这些困难？

发出合适、正确的指令。

积极主动地忽视问题行为。

（6）如何有效发指令？

示例。让家长参与讨论，看示例有何不好，应该如何讲。

（7）使用有效的指令

首先获得孩子的注意。

下指令的时候语气温和而坚定。

指令特定具体。

单次，单个，十个字以内（110 法则）。

具体细节：

a．发指令之前，请走到孩子面前，让他看着你，获得他的注意后，再发指令。

b．避免急躁和发脾气，避免请求和哄孩子，当这是你明确需要孩子去完成的事情时，用平和淡定但又毋庸置疑的口气告诉孩子，就像飞机上要求系好安全带的口气一样。

c．说出具体要求孩子做的事情，例如"到门口把鞋穿好"，而不是比较模糊的"准备好出门去"。

d．发指令次数增加，效能下降。

注意力不集中的孩子通常记忆容量不足，太长的句子、太多内容无法记住，因此很难遵守，所以每次给出的指令内容尽量像短信一样精短，尽量控制在 10 个字以内。

（8）主动忽视

a．首先停止争论，批评甚至包括讲话。

b．然后避免表现出生气或感兴趣，包括语言，面部表情或肢体动作等形式。

c．不要跟孩子做任何的眼神接触，包括快速地瞟一眼。

d．家长可以去做其他的事情分散注意力，比如去另外一个房间或读一本书等。

e．警惕消退爆发的发生（事情在变好之前可能会表现得更差），这个时候需严格地坚持主动忽视，消退爆发持续的时间是有限的，家长需要忍耐。出现自伤、离家出走等危险性消退爆发时，不能连续使用主动忽视技术。

f．最后告诉孩子，当他表现出好的行为时可得到家长的关注和表扬。

（9）问题练习

a．妈妈想让阿呆关电视去做作业？如果您是妈妈，如何发出合适、正确的指令？

b．当您未发出合适的指令时，孩子不配合，对抗，发脾气，您会怎么做？（如何积极地忽视？）——当您采用积极的忽视之后，出现消退爆发（比如发脾气哭闹的时间延长），您会怎么做？（如何坚持？）——最后如何解决实际问题：继续写作业？（站在孩子角度，尊重平等地交流沟通。）

2．重申下半课程的目标。

（三）儿童游戏

1．小组长由孩子们轮值，负责维持秩序。

2．最后 5 分钟记录每个孩子的扑克牌数，兑换奖品。

## 训练 7　时间计划表

### 一、课前准备

场地，电脑，PPT，音响，话筒，扑克牌 2 副，纸，笔，作业记录本，秩序，奖惩记录本，小奖品，家长环节记录本；互动环节用具：时间计划表。

### 二、目标

1．复习上周内容及上一周的作业完成情况。

2．讲解：如何制订时间计划表。

3．练习：制订时间计划表。

## 三、内容

（一）儿童课堂（0—40分）

1. 复习上周内容。

2. 介绍 PPT 内容。

（1）你有这样的感觉吗？

a. 每天作业都又多又难，总是感觉自己做不完。

b. 反正自己做不完作业，索性不做了。

c. 玩的时间都被做作业给耽误了。

（2）你碰到过这些情况吗？

a. 因为感觉作业难，总是拖到最后的时间再做。

b. 在家做作业时，发发呆，玩玩笔，就到晚上 10 点了，作业还没做完。

c. 在学校时，总是因为作业做不完被老师单独留下。

（3）如何才能保证我们轻松地完成作业呢？

举例：欣欣完成"画出动物园看到的动物"的作业。

把动物分类：水里生活：海豚，鲨鱼，河马。

树上生活：啄木鸟。

地上生活：鹿，长颈鹿。

（4）作业多，这样做

a. 把作业分类；

b. 每项作业分成几小部分，一小部分做 20～30 分钟，两小部分作业之间休息 5～10 分钟；

| 18：00—18：30 | 语文作业 |
|---|---|
| 18：31—18：40 | 休息 |
| 18：41—19：10 | 语文作业 |

c 每完成一项作业，中间休息 10 ～ 15 分钟，可以吃零食，可以看一会儿漫画、动画片；

| | |
|---|---|
| 18：41—19：10 | 语文作业 |
| 19：10—19：25 | 休息 |
| 19：25—19：55 | 数学作业 |

（5）要注意

a．提前计划好自己做这门作业的时间。

b．做完后写下自己实际做这门作业的时间。

c．比较自己实际完成作业的时间，计划完成作业的时间，为什么不一样呢？

3．总结

（1）将要做的事情列出来，分成几个小部分。

（2）做一会儿事情，休息一会儿。

（3）事先计划好时间，定闹钟或让父母提醒。

（4）不着急，不拖沓，一步一步来。

（5）课后作业介绍

a．做作业时制作属于自己的作业时间表。

b．下次上课时带回一张属于自己的时间计划表，额外给卡片。

（二）家属自助团体（0—40 分）

参考训练 3 教案。

（三）多家庭团体互动（41—80 分）

1．设置

家属、孩子、治疗师围坐一圈，中间留空地。

2．情景练习

（1）孩子 1-2-3-4 报数、相同数字者一组，每组选择表演场景，进行练习：制订时间计划表。

（2）一个孩子和家长负责表演说明制订的时间计划表，另一家庭负责点评时间计划表制订有何优缺点，如何改进，表演与评价均给予卡片奖励。

3．展示上周作业，奖励，合影。

（四）家属教育团体（81—120 分）

1．介绍本次课程内容。

2．对家属们遇到的问题进行讨论。

3．归纳家属们对整体课程的建议。

4．介绍课程内容与课后作业。

（五）儿童游戏

1．小组长由孩子们轮值，负责维持秩序。

2．最后 5 分钟记录每个孩子的扑克牌数，兑换奖品。

## 训练 8　合理接受拒绝

### 一、课前准备

场地，电脑，PPT，音响、话筒，扑克牌 2 副，纸，笔，作业记录本，秩序，奖惩记录本，小奖品；互动环节用具：表演内容卡片。

### 二、目标

1．复习上周内容。

2．讲解：合理地接受拒绝。

3．练习：应对拒绝的方法。

## 三、内容

（一）儿童课堂（0—40分）

设置：孩子们围坐一圈。

1．复习上周课程："上周学了什么"；轮流提问，举手回答问题，答对给予卡片奖励。

2．介绍PPT内容

（1）思考即使使用合理方式提出要求，别人一定会答应吗？为什么不会答应呢？（比如……）

（2）你被拒绝时会怎么做

胡搅蛮缠→生气、吵架→两败俱伤？

自责伤心→难过、哭泣→脆弱退缩？

耐心请求→努力、沟通→快乐满足？

（3）举例说明应对拒绝的方法

例子：倩倩和妈妈一起去上美术课，倩倩口渴了，很想喝可乐；倩倩说："妈妈，我想你帮我买杯可乐，可以吗？"妈妈却不同意……

| 找原因 | 继续沟通 |
| --- | --- |
| 我的原因：<br>喝可乐不如喝白开水解渴；<br>作业没做好不准喝 | 找替代：喝白开水替代<br>等下次：下次做好作业，可以喝吗？ |
| 别人的原因：<br>妈妈没有带钱不能买；<br>妈妈心情不好，就是不给我买 | 谈条件：那回家后拿了钱可以再买吗？<br>等下次：等妈妈心情好了再和她商量 |
| 现实的原因：<br>没有卖可乐的商家 | 找替代：可以喝白开水代替 |

（4）提要求＋被拒绝

a．合理提要求：妈妈/名字，我想……，可以吗？

b．询问为什么（找原因）：为什么不可以呢？

c．合理应对拒绝

谈条件：我保证一会儿……，现在想……，可以吗？（答应别人的事一定要做到，否则别人下次就不相信你了）

等下次：这次不行，下次再……，可以吗？

找替代：是不是可以去请求其他人呢？

3．总结本次课程内容，要求总有不被满足的时候，哭闹和抱怨都没用，使用沟通的方法，谈条件、等待、找替代。

4．课后作业介绍

（1）在日常生活学习中运用合理应对拒绝的方法。

（2）任务-奖励：下周上课时举出3个别人拒绝你时，你是如何运用上课学到的方法进行应对的例子，完成的额外给两张卡片。

（二）家属自助团体（0—40分）

参考训练3教案。

（三）多家庭团体互动（41—80分）

1．设置

家属、孩子、治疗师围坐一圈，中间留空地。

2．介绍课程大概内容和四格表，互动设置。

3．情景演练

（1）孩子们"1-2-3-4"报数，数号相同的两个孩子组成一组，进行情景演练。

（2）情境介绍

场景1：

吃过晚饭后，夕夕在书房写作业，妈妈在旁边陪着

夕夕："妈妈，你别在旁边看着我，可以吗？"

妈妈："不可以……"

夕夕有些生气了……

夕夕接下来应该怎么询问妈妈？再应该怎么办？

场景2：

晚饭后，天天很无聊

天天："妈妈，我玩会儿你的手机，可以吗？"

妈妈："不可以……"

天天有些生气了……

天天接下来应该怎么询问妈妈？再应该怎么办？

（3）每组一个孩子上台介绍，另一个孩子评价，表演和评价的均奖励卡片，最后评出表演最好的再给予卡片奖励。

4．展示上周作业，奖励，合影。

（四）家属教育团体（81—120分）

1．对家属们遇到的问题进行讨论。

2．归纳家属们对整体课程的建议。

3．介绍课程内容与课后作业。

（五）儿童游戏

1．小组长由孩子们轮值，负责维持秩序。

2．最后5分钟记录每个孩子的扑克牌数，兑换奖品。

# 训练9 换位思考

## 一、课前准备

场地，电脑，PPT，音响，话筒，扑克牌2副，纸，笔，作业记录本，秩序、奖惩记录本，小奖品；互动游戏用具：游戏内容卡片。

## 二、目标

1．复习上一周的内容，检查作业完成情况。

2．讲解：换位思考。

3．练习：如何换位思考。

## 三、内容

（一）儿童课堂（0—40 分）

设置：孩子们围坐一圈。

1．复习之前的内容：不着急，弄清楚，再行动。

2．介绍 PPT 内容

（1）通过图片说明换个角度去看待同样的事物，看到的结果会不一样。

（2）通过小故事说明只站在自己的角度做事情可能得不到好的结果。

小故事：小羊请小狗吃饭，准备了一桌新鲜的青菜，结果小狗怎么都吃不进去，后来小狗请小羊吃饭，想着自己一定要准备丰盛些，于是准备了一桌上好的排骨，结果小羊一口也没吃。

（3）换位思考

第一：不着急。

第二：不生气。

第三：站在别人的位置想一想。

如果我是他，我会……

如果我是他，我这样做是因为……

（4）练习换位思考

场景

我们班学习委员是晨晨，我特别讨厌他，因为我每次交作业交晚了一会，他都会不等我就去交给老师。

◆ 只考虑自己

| 晨晨不等我，晨晨真坏 | 讨厌晨晨，不和晨晨玩 |
| --- | --- |
| | 自己独自生气 |
| | 自己和晨晨做不成好朋友 |
| | 作业还是不能按时交给老师 |

◆ 换位置 站在晨晨的角度考虑：

如果我是晨晨，我这样做是因为：

a．办公室里老师要求作业必须按时交，交晚一点老师就会训晨晨。

b．晨晨因为一个人没交，耽误交作业的小朋友的作业都不能早交，其他小朋友会说他。

c．每次交作业都拖拉，晨晨告诉我了好几次，我没记住，晨晨生气了。

◆ 站在晨晨的角度后

| 晨晨有自己要去交的理由，并不只是针对我 | 我不再那么生气了 | 按时交作业 |
| --- | --- | --- |
| | 晨晨交晚了老师会训他 | 不再讨厌晨晨 |
| | 其他同学也可能会说他 | 和晨晨成为好朋友 |

3．课后作业介绍

练习换位思考：本周记录三个自己站在别人的角度想问题或者做事的不同例子。下次课带回来可以额外获得两张卡片。

（二）家属自助团体（0—40分）

参考训练3教案。

（三）多家庭团体互动（41—80分）

1．设置

家属、孩子、治疗师围坐一圈，中间留空地。

2．介绍互动情景

场景一

吃完晚饭后，妈妈一直催你写作业，你感觉特别讨厌，妈妈真烦人，一直唠叨我学习；站在妈妈的角度想想……

场景二

今天上语文课，老师提问同学回答问题，你举了好几次手，老师都没叫你，你觉着老师真不好，以后再也不举手了。站在老师的角度想想……

3．情景演练

（1）孩子 1-2-3-4 报数、相同数字者一组，每组选择表演场景，进行练习。

（2）一个孩子和家长负责表演，另一家庭负责点评，表演与评价均给予卡片奖励。

4．展示上周作业，奖励，合影。

（四）家属教育团体（81—120 分）

1．介绍本次课程内容。

2．对家属们遇到的问题进行讨论。

3．归纳家属们对整体课程的建议。

4．介绍课程内容与课后作业。

（五）儿童游戏

1．小组长由孩子们轮值，负责维持秩序。

2．最后 5 分钟记录每个孩子的扑克牌数，兑换奖品。

# 训练 10　记忆训练列清单

## 一、课前准备

场地，电脑，PPT，音响、话筒，扑克牌 2 副，纸，笔，作业记录本，秩序、奖惩记录本，小奖品；互动环节用具：表演内容卡片。

## 二、目标

1．复习上周内容。

2．讲解：制作清单，提高工作记忆。

3．练习：制作清单。

## 三、内容

（一）儿童课堂（0—40分）

设置：孩子们围坐一圈。

1．比一比谁的记忆力好

——我们已经上了几节课了呢？

——你已经挣了多少分了呢？

——你还记得怎么合理提要求吗？

——上周学了什么？

轮流提问，举手回答问题，答对给予卡片奖励。

2．介绍PPT内容

（1）为什么需要制作清单

事例：小新需要你的帮助。

妈妈规定小新要在十点之前睡觉，可是小新经常到很晚才能睡觉，你猜是为什么呢？小新经常因为睡觉问题被妈妈抱怨，我们共同帮小新想一下办法。

想一下：

——晚上睡觉前一般需要做什么呢？

——现在对这些事情排个序吧？

——小新要十点睡觉，那他要几点开始准备呢？

——这个时间准备一定能按时睡觉吗？

——有没有什么方法一定能让他保证在这个时候睡觉呢？

（2）如何制作清单

列清单，做事情：

——将自己要做的事情写出来。

——按时间顺序排列。

——做完一项勾掉一项。

——上学前可以，放学后也可以。

——这样就保证自己不会忘记事情啦。

| 睡觉前准备 | 几点前完成<br>（需要多长时间） | 是否完成？<br>（检查） |
|---|---|---|
| 写完布置的作业 | | |
| 收拾书包 | | |
| 休息（看电视/书，玩游戏） | | |
| 洗澡刷牙 | | |
| 睡前跟家长互讲故事 | | |

3．课后作业介绍

任务-奖励：制作一个工作清单，可以是去超市买东西的清单，也可以是上学准备的清单。下次上课前带来额外奖励两张卡片，做得非常好奖励三张！

（二）家属自助团体（0—40分）

参考训练3教案

（三）多家庭团体互动（41—80分）

1．设置：家属、孩子、治疗师围坐一圈，中间留空地。

2．介绍课程大概内容互动设置。

3．情景演练

（1）孩子们"1-2-3-4"报数，数号相同的两个孩子组成一组，进行情景演练；在父母的帮助下，根据个人情况修改一下清单，上学/放学后对照清单完成回家的工作，尤其适用于放学后收拾物品时丢三落四的孩子。

（2）每组一个孩子上台介绍，另一个孩子评价，表演和评价的均奖励卡片，最后评出表演最好的再给予卡片奖励。

4．展示上周作业，奖励，合影。

（四）家属教育团体（81—120分）

1．对家属们遇到的问题进行讨论。

2．归纳家属们对整体课程的建议。

3．介绍课程内容与课后作业。

（五）儿童游戏

1．小组长由孩子们轮值，负责维持秩序。

2．最后5分钟记录每个孩子的扑克牌数，兑换奖品。


## 训练 11 转换

一、课前准备

场地，电脑，PPT，音响、话筒，扑克牌2副，纸，笔，作业记录本，秩序，奖惩记录本，小奖品；互动环节用具：表演内容卡片。

二、目标

1．复习上一周的作业完成情况。

2．讲解：遇到意外情况如何转换目标。

3．练习：灵活应变。

## 三、内容

（一）儿童课堂（0—40 分）

设置：孩子们围坐一圈。

1．老师介绍 PPT 内容

（1）场景举例

你和阿呆本来打算周末一起去游乐场玩，早上出发前接到阿呆的电话说家里突然有事去不了，你会怎么办呢？

行为 1：又哭又闹，不能接受改变。

行为 2：失落伤心，不敢表达。

行为 3：对家长表达难过，询问阿呆原因之后去找替代（做其他的事情或找其他可以去的朋友）。

（2）遇到意外的情况怎么办？

a．询问计划变更的原因。

b．根据原因做相应的调整。

c．可发泄情绪，但行为是合适的。

（3）这次怎么做会更好呢？

a．打电话询问原因，可以跟家长表达情绪如不开心，难过，但无过分行为（可以摔枕头，打沙包等大人接受的方式）。

b．做其他事情，如看书或看电视，写作业或画画等。

c．约定下次出游的时间或约另外一个想去的同学前往。

2．总结提问

生活中充满意外，会让人不舒服，但同时也有很多种解决办法，发脾气，独自伤心难过（压抑）是解决不了问题的，遇到意外情况首先分析原因，做好相应调整；可发泄情绪，但不能有出格的行为，遇到意外情况，先静静；找替代，转移注意力。（看

孩子们的掌握情况，可以提问举手回答，给予卡片奖励）

3．课后作业介绍

下周上课时举出 2 个遇到突发事情后灵活应变的例子。下次上课时交上，可以额外获得卡片！

（二）家属自助团体（0—40 分）

参考训练 3 教案。

（三）多家庭团体互动（41—80 分）

1．设置

家属、孩子、治疗师围坐一圈，中间留空地。

2．情景介绍

场景：上课之前你和小伙伴商量好在一组进行互动，可是由于分组的规则你和另一位小朋友分成了一组。如果是你，会怎么办呢？（哭闹／闷闷不乐／正确地表达）并列出对应情绪和行为的好处与坏处。

3．情景练习

孩子们"1-2-3-4"报数，数号相同的两个孩子组成一组，进行情景演练；每组一个孩子上台介绍表演，另一个孩子评价，表演和评价的均奖励卡片，最后评出表演最好的再给予卡片奖励。

4．展示上周作业，奖励，合影。

（四）家属教育团体（81—120 分）

1．介绍本次课程内容。

2．对家长们遇到的问题进行讨论。

3．归纳家长们的收获。

4．介绍课程内容与课后作业。

（五）儿童游戏

1．小组长由孩子们轮值，负责维持秩序。

2．最后 5 分钟记录每个孩子的扑克牌数，兑换奖品。

# 训练 12  结束评估及告别

## 一、评估

时间：0—80分钟。

人员：主、副治疗师，助教，家庭。

内容：针对家长和孩子在第六次课程时制订的1、2个目标进行结束评估。

（一）时间线

时间点1

最初目标：治疗师带领孩子回顾第六次课时达成的中期目标。

时间点2

现况：

1．孩子和家长的观点

对现况较中期目标进行比较，之后量化排队（以某个参照物为基线，总分为10分，中期的行为分数多少分，目前多少分，往上为改善，往下为退步，然后将改善与退步的分数进行量化比较）。

2．进步的原因

a．开放性提问，家庭自由发言。

b．询问与训练的关系。

c．拓展询问与训练的关系：具体到每一个环节，如与儿童课堂的关系，与互动环节的关系，与家属教育团体的关系等。

时间点3

结课后的目标：

是否需要调整，家长孩子观点如何，最后确定的目标要一致；孩子有什么方法可以帮助自己达成目标，主要在训练课程中学到了哪些方法可以帮助自己；家长有什么方法可以帮助孩子等。

（二）意外情况应对措施

在时间线中如果没有对进步的原因进行充分讨论，可在时间线结束后组织所有家庭一起讨论进步原因，与训练的关系。也可以父母孩子一起探索。

家长与孩子可能需要调整目标（中期前进了一两分，最后达到 10 分可能有困难），如目标制订得不具体，或者已经完成的目标可能需要重新制订新目标时，家长孩子一起探索接下来的目标，家长孩子目标要一致，回顾在训练课中学到了哪些方法能够或已经帮助到了自己，更注意到实际中去应用。

## 二、回顾

时间：81—120 分。

人员：主、副治疗师，助教，家庭。

内容：回顾总结。

1. 治疗师授课，孩子和家长倾听，回顾训练课所学，过程中可适当提问，孩子举手回答问题，给予卡片奖励；授课结束后孩子和家长可提问、可分享收获与心得。

2. 结束课程，发放奖品。

# 第四章 常见家属提问回答示例

## 一、学习方面

（一）注意力不集中怎么办？

家长 A：

孩子注意力不集中，家长写纸条提醒，开始有效，之后无效，怎么办？

家长 B：按时完成作业就加 5 分的规则不适用了怎么办？

治疗师：

提醒孩子注意力不集中了，制订规则，都属于对孩子的行为管理。行为管理其实有很多细节，不是简单地制订个规则就能成功的。如果我们不成功，或者只成功了几天，我们可以事后问自己：在最初制订协议的时候，邀请孩子参与了吗？协议是否足够具体化，是否都向孩子充分说明了？孩子是否知道强化的时间已经开始了吗？强化物是孩子真正喜欢的吗？协议的行为水平是该年龄段孩子能力所能达到的吗？执行协议时，我们是否始终保持了平静的心态和平和的语气？执行协议时，我们是否关注了点滴进步并给予了肯定？由不同家属执行协议时，是否能保持一致？问过自己这些问题后，也许就能明白为什么了。

以家长 A 的实例分析一下，我们在用这个方法的时候是否注意了关键的细节点。比如写纸条提醒，家长 A 在 1 小时内提醒了 5 次，后 3 次提醒的语言还有指责和不耐烦的语气，可能这些都是导致行为管理不成功的原因。也许我们可以之前跟孩子协商提醒几次（通常小于 2 次，每天观察时间不超过 1 小时），提醒时注意尽量用平和的语气就事论事（尽量避免，"你看你又走神了"等评判和指责性的语言），而且尽量以关注孩子的进步为主（发现孩子走神次数减少，注意力持续时间延长就记录下来，事后奖励或表扬）。

以家长 B 的实例进一步分析，按时完成作业就加 5 分，累积 50 分玩游戏 1 小时。听起来挺具体的规则，为何无法执行？仔细分析，原来有这么多漏洞。①原来这个规则是爸爸独自制订的，并没有跟孩子商量。结果执行时，孩子说 10 天都做到才能玩一次游戏，太难了，干脆放弃。②协商后，改为累积 10 分玩游戏 1 小时，还是执行不畅。原来第二天执行时，孩子写完语文作业就要求加分，但爸爸认为全部作业写完才加，父子因为对按时完成作业究竟如何理解又发生了冲突。③再次协商，协议改为完成一门功课作业加 2 分，累积 10 分玩游戏 1 小时。第三天执行顺利。但第四天，爸爸上夜班了，由妈妈执行，又出问题了。原来第四天语文，数学，英语全部都有作业，孩子按时完成了语文，数学拖延了 10 分钟，英语拖延了半小时。妈妈看到孩子比以前进步多了（以前作业这么多，会有一门作业无法完成），一高兴就跟孩子说，这次数学拖延时间不多，也加 2 分吧，英语虽然拖得时间长，但也比以前有进步，加 1 分。孩子高呼妈妈万岁。但好景不长，到了第五天，数学作业拖延 12 分钟，孩子还要求加 2 分，但爸爸不同意，孩子就说妈妈昨天说拖延 10 分钟可以加，今天跟昨天差不多呀。听到这里，爸爸开始找妈妈理论……通过以上行为分析，大家也许对行为管理的细节有多么重要有了进一步认识。

以下，就行为规则执行的常用关键注意细节进行小结。①在制订规则时务必邀请孩子一起商量，并且让孩子感觉到被尊重，认为自己的意见被父母听到了，这样孩子才能更好地配合执行规则。抱着制约控制孩子的态度，单方面一厢情愿地制订规则，常会失败。②规则需清晰，具体化，有起止时间，同时规则也要随着时间、进度、孩子的状态不断地调整。比如"按时完成作业就加5分，累积50分玩游戏1小时"就不如"按时（30分钟内。如果作业量大需要延长，需提前与父母协商多长时间完成就算没有延时）完成一门功课的作业加5分，累积50分玩（大话西游）游戏1小时"。③执行规则，需要几位家长标准一致，积极关注孩子的点滴进步，并能坚持按照规则执行。要避免频繁给孩子传递出责备、挑剔、他错了这样的信息，尤其要避免规则制订者自己主动破坏规则（比如家长B家庭中的妈妈就在主动破坏规则。规则可以到期修改，但不能擅自破坏），这里孙子给吴王训练女兵"军令如山"的故事值得大家学习。

最后有关孩子无法集中注意力学习这个具体问题下面有一些具体的操作建议。除了①写纸条提醒外，还可以②暂停5分钟让孩子放松一下，但这5分钟不宜玩手机或其他游戏，可以静静地待着或者做5分钟能迅速完成的简单放松活动。③也可以分解作业，将一项需要1小时左右完成的作业分成两部分来完成。

（二）期末考试有结果了，几家欢喜几家愁，大家分享一下自己对考试结果的应对方式

家长A

学会和自己比是我的主要经验。以前我总是拿我的孩子跟和正常孩子比，认为其他小朋友能做到我们孩子就能做到。一旦孩子做不到，我的心情就很焦躁，就会对孩子发脾气，现在回想，孩子甚至经常劝我不要生气。现在我的心情变得平和了。转变的关键点是医生让我明白了是ADHD导致他在学业上不容易获得跟其他小朋友相同的成绩，是ADHD使得他自己很尽力了但是依然还是做不好。慢慢地我接受了现状，慢慢地我的态度转变了，从和别人比变成和自己比，孩子的三科成绩从70，80，90

增长到 70，90，90，我就很高兴。我的情绪平稳了，发现孩子的表现反而比我之前焦躁的时候好，我更明白了一个道理：我的情绪越稳定，对孩子越有利。

家长 B

这次我的孩子成绩提高了，我分析，其中一个重要原因可能是我最近跟孩子冲突减少很多。我发现冲突减少后，我的家庭气氛和谐了，我的孩子用在学习上的时间自然增加了。我的主要经验是：当孩子闹脾气时，从家长命令模式变为先安抚情绪模式。现在当孩子闹脾气说："我不想学习了，我非要看电视。"我说："我们先安静一下，情绪安静下来我们再谈问题。"然后我自己到其他房间冷静一下。等情绪稳定了，我们再谈问题。我发现这种方式可以解决一半问题。

家长 C

作为家长对成绩是无奈接受，我实际上很痛苦。我是高三教师，我明白分数的重要性，但回到家里面对孩子，却要勉强告诉自己不要在意成绩，实在是很冲突很分裂的感觉。

治疗师：

1. 不妨经常问自己"在孩子的成绩方面，我们能帮孩子什么？"而不是一直期待孩子能达到什么，把希望寄托在别人身上是件很痛苦的事情。比如，可以帮孩子打好基础，ADHD 儿童家长比其他正常孩子的家长付出更多，甚至是两倍的努力。IQ140 的家长分享：考试都要比其他小朋友提前一个月进行复习。

2. 成绩虽然重要，但是需要学会不要一直关注成绩。中国的教育分数至上的大环境给家庭很多压力，我们能做的特别有限，但是只要我们明白分数至上并不恰当，只要我们能在大背景下找到更恰当的哪怕是很小的空间给孩子，都会对孩子的未来有深远影响。比如，学校现在比较关注智商这条线（成绩至上），情商这条线（素质教育）现在也被呼吁，但是学校做得并不到位，这其实就是我们家长的契机。如果我们能把学校做不到位的给孩子补充上，换言之，从只关注成绩转移到还关注孩子的综合能力上，其实特别有助于帮助 ADHD 儿童建立自信。因为拼成绩，他们有先天的劣势，往往事倍功半不利于他们自信的建立。而拼综合能力，Brown 教授研究指出"ADHD 儿童常在某一方面有惊人的天赋"，如果我们善于挖掘和发现并加以培养和引导，那不仅会促进孩子自尊自信的建立，也能从侧面让孩子明白原来"自我价值"并非仅体现在成绩上，也体现在其他方面。这样一来，整个家庭在成绩上难以突破的困境就有了突破口了。

（三）暑期到了，暑假计划怎么制作

一方面想带孩子放松一下，一方面又觉得需要利用这个时间给孩子查漏补缺。

1．首先问自己为什么要有暑假？暑假意味着学习需要和放松结合起来。

2．分配好学习和放松的时间后，有关学习计划就需要摸索自己孩子的特点，并针对这些特点因材施教了。通常，ADHD的孩子比其他孩子需要更长的时间来"收心"。作为家长，了解了这个特点后，就能理解和执行需要在开学前 1～2 周让孩子逐渐恢复开学后的作息和学习习惯。

3．不建议让 ADHD 孩子参加集体辅导班，因为在上辅导班时孩子容易一直在走神，但业余辅导班的老师是不会去管理的。因此不如请一对一的辅导。

4．孩子需要放松，家长其实也需要放松。很多家长为了帮助孩子学习忙碌了半年，其实也可以自我照顾一下，比如旅游，甚至过一下二人世界的生活。只有我们做好了劳逸结合的示范，才能通过言传身教教会孩子如何劳逸结合，咱们的孩子才能有能力在未来充满压力和挑战的生活中自我调整自我照顾。我们所开展的团体训练中有部分家长认为自己之前没有注意到这一点。

（四）孩子写作业拖延，怎么办？

家长 A：

当孩子有感兴趣的事情时，主观意志会加强。我们可以帮孩子建立一个目标，完成作业后就能去做自己感兴趣的事情，比如写完作业可以玩半小时游戏，这样能让孩子有盼头，从而促进孩子快速完成作业。

家长 B：

孩子写作业时总是分神是导致拖延的重要原因，我的办法是当孩子走神时恰当地提醒他，帮助和督促他按时完成作业。

家长 C：

制订时间表可以让孩子知道自己什么时间该做什么，意识到我的孩子执行的效果还不错，这种方法可帮助孩子快速完成学校和家庭作业。

家长 D：

我的孩子情绪容易失控，他对任务表的时间控制过于敏感，作业完成前，时间紧迫感让他感到有压力，从而很焦躁，之前我不理解，孩子焦躁我更烦躁，导致作业拖到特别晚。现在我发现了他这个特点，并对他的情绪给予理解，每当他焦躁时，我就会笑着说："其实我小时候写作业时也这样，总觉得作业这么多，没尽头了，很烦躁，但我静下心来，先写完一门功课的作业后，这种焦躁就会减少很多。"当我用这种方式替代对孩子发脾气时，孩子似乎理解了，他也能慢慢平静下来，然后作业完成得就快多了。

治疗师：

感谢各位家长的分享，这些都是大家实践出来的，能真正解决问题的技巧，还在为孩子拖延问题苦恼的家长可以参考。这里我们再从理论层次，把这些技巧归归类。

拖延其实也是问题行为的一种，如果想减少这种问题行为：

1. 首先需要对自己孩子的问题行为进行行为分析。所谓行为分析，就是通过观察了解孩子问题行为的诱因、背景、行为性质、频率、加重或减轻的因素等。

2. 然后根据行为分析的结果采取相应的应对措施。

针对诱因：拖延的常见诱因有，可能是一种不良行为习惯；也可能是患病了，比如 ADHD；还有可能是其他原因。因此，我们需要带孩子到医院排除一下是否患病。这里，我们重点介绍一下，ADHD 所致拖延的应对。如果是 ADHD 所致，就不是孩子主观意志能控制的，这时，孩子需要我们的帮助，而不是责备。临床中常见到相反的情况，家长不接受孩子有 ADHD 的问题，或者完全不了解拖延与疾病可能有关，就单纯认为是孩子习惯不好或者认为孩子不努力，进而责备孩子给孩子压力，家长这样做往往让孩子的拖延更加严重。因此，如果孩子被判断有 ADHD 问题，我们家长该做的是帮助孩子而不是指责或其他。谈到这里，很多家长特别想帮助，甚至按照自己的主观设想帮助了不少，但是却效果甚微。究竟是怎么回事呢？"如何帮助"也是有技巧的。被确诊为 ADHD 后，需要根据医生的建议和自己家庭的时间、经济、精力各方面情况来选择恰当的干预方案。如果您被建议参加系统式执行技能多家庭团体训练，针对拖延问题，治疗师会邀请您和孩子一起共同参与到拖延的问题行为矫正过程中。如何矫正呢？这就需要根据之前行为分析有关行为特征的结果来执行了。

针对行为的背景、性质、频率、加重或减轻的因素，有针对性地制订干预计划。这里面有很多细节需要注意，在（一）中有详细介绍，这里就不重复了。

最后，我们把四位家长的分享跟前面介绍的理论归归类。家长 A 实际上是在行为矫正环节，使用了孩子感兴趣的事情这一有效强化物，来增加按时完成作业的良好行为，从而相应地减少拖延。家长 B 和 C 都是在背景中设置能减少拖延问题行为的因素。家长 D 则是注意到了加重问题行为的因素——孩子情绪自我管理不良，并有效消除了这个因素，从而减少了拖延的问题行为的发生。

## 二、生活方面

（一）怎样管理孩子的问题行为

家长 A：

孩子在看书时，刚好赶上吃饭，这时叫他去吃饭，喊几遍他都不去，该怎么办？

家长 B：

为什么一些习惯总也纠正不过来，应该纠正吗？都是一些小习惯，比如饭后擦嘴。

家长 C：

有时我都嫌自己对孩子太唠叨，但若不管，隔几天孩子更难管教。别人家的孩子没见怎么管，也挺好的呀，孩子的问题是不是家长过多关注引起的？

家长 D：

孩子遇到困难就退缩、不想干，学习、生活上都有这样的问题。

治疗师：对于 ADHD 的孩子，家长不能放任不管，如果家长放任不管，孩子注意力缺欠的问题会更加严重。但是家长也不能事事都盯着，都代劳，否则孩子会觉得父母不信任自己，看不起自己，也会很不舒服，常容易出现对抗情绪。

因此，对于孩子的种种问题行为：

1．牢记过度干预的不良影响

（1）很多家长对孩子所有的问题都要抓都要管，心理学对这类父母有个形象的比喻"直升机父母"，他们对孩子的每一个动作、表情、行为、甚至思想都要追踪放大，他们竭尽全力关注孩子，希望给孩子扫清一切障碍，但事实上，不仅给自己造成很大的压力，也给孩子带来极大的压力。这类家长的过度关注和干涉，容易造成孩子缺乏自信和主见、不敢发表意见、不敢尝试创新等。

（2）过度干预的家长承受了过度的压力，他们长期处于慢性焦虑的状态，行为上，他们盯着孩子的小问题无限放大，试图让孩子听话，试图纠正孩子的每一个行为，这样实际上是把父母的自身焦虑转移给了孩子，孩子不自觉地承受了这些焦虑后，他们的注意缺陷、多动冲动行为会加重。

2．要抓大放小，分清孩子的哪些问题是急需要解决的，哪些是目前可以忽略的。如果孩子的所有问题都抓，有可能都抓不好，孩子也会因此有很大压力，丧失自信，也更容易有对抗情绪。实际情况往往是，主要问题解决后，其他问题常自然得到解决。我们不妨采用"三个篮子"的方法把主要问题寻找出来。准备三个篮子，分别为大、中、红色篮子，以及便笺纸。在便笺纸上写上所有你认为孩子目前存在的问题。大篮子中放那些"大部分孩子都会做的令人讨厌的或不恰当的行为"问题；中篮子中放那些"孩子持续很长时间的行为模式或习惯，即使目前不处理也不会有即刻大的不良影响"的问题；红篮子中放那些"目前急需解决，无法再忍耐的三个问题"。我们可以先从红篮子选一个问题行为进行重点干预，这个问题解决后，再重点干预红篮子里的另两个问题行为。我们经常给家长支招使用三个篮子的方法，家属经常反馈给我们：当红篮子中的三个问题解决后，其他问题往往就不知不觉地消失了。和孩子一起制订完计划后，就要放手、相信孩子自己能做好。

3．建议

（1）理解孩子的"不是故意"。

（2）和孩子商量，针对问题行为制订奖惩制度，约定提醒方式。

（3）当问题行为出现时，给予温和、坚定、简短示意。

（4）当提醒无效时，可在行为上干预。行为上要温和而坚定，简明表达意见和要求，不带其他情绪。举我们训练课的例子。课前孩子玩带水气球，母亲反复说在这个场合不合适、水会影响到别人，孩子说知道了、行为照旧，母亲越来越生气，不停地言语抱怨要求停止，但孩子没有任何行为的改变。我们看看治疗师怎么做的？她走到孩子面前，微笑，温和地表示"现在玩气球不太合适，气球我帮你保管，一会儿下课给你"。一边说，一边趁孩子不注意迅速把气球从孩子手里拿走。孩子只好微笑配合。

4．家长的常见问题

（1）家长 A 的问题

可以先看看孩子在看什么书，如果是对学习有帮助的书，而且饭后没有特别要紧的事情要去做，可以先等等孩子，因为我们的孩子本身有注意力缺陷的问题，而孩子当下做的恰好是让自己注意力集中的事情，我们不妨抓住这个机会。如果饭后有紧要的事情，可以提前告诉孩子要吃饭了，还有多长的看书时间，让孩子有一个准备过程。另外，如果孩子总是存在这样的问题，可以在事先约定好，比如几点吃饭，饭前多长时间可以看书，到了吃饭时间，父母如何提醒，按照约定来做，违犯规则可以使用奖惩措施。

（2）家长 D 的问题

孩子遇到困难就退缩，家长可以设置些孩子可以完成的事情，然后逐渐增加强度和难度，让他内心有一点一点增长的成就感。

（二）孩子对别人的话很敏感怎么办？

我家孩子对别人的话很敏感，总认为别人在说他，有时别人也没说什么，就说了一个事实或是为他好，他就觉得别人是在说他。

治疗师：这种情况，常见原因有三种。第一，可能是孩子在成长过程中逐渐习得的思维定式，常见于缺乏自信和自我认可、经常被否定、人际关系困难、内向的孩子。有些ADHD患儿由于注意缺陷，学业不佳，得不到老师的关注；加上多动冲动，经常招惹同学，也无法建立良好的同学关系；如果他们性格又是内向敏感的，父母平时教养方式又是简单粗暴，批评否定居多，就非常容易形成这种敏感多疑、偏执的认知和思维模式。第二，可能是抑郁症伴随的敏感多疑的思维障碍，这类孩子由于罹患抑郁症，凡事容易往坏处想，如果他平时又是性格内向，还经常被否定，经常被同学欺负，就更容易出现这样的多疑敏感的认知模式了。第三，可能是属于重性精神病性障碍的敏感多疑症状，如果孩子除了对别人的言语敏感，同时还对很多其他事情敏感（比如，认为手机被监控，有人跟踪），甚至出现幻觉（比如，凭空在家听见同学说自己坏话），那就需要高度警惕是否罹患较严重的精神障碍。

因此，如果是后两者，需要尽快到专科医院找医生判断。无论是哪种情况，都表明咱们的孩子至少在人际互动上有缺陷，需要家长在专业人士指导下给予帮助。

（三）孩子在家里或学校遇到冲突时情绪化，表现生气、攻击等行为，无法管理情绪，怎么办？

家长A：

建议录像，当孩子平静时一起回看录像，讨论发生了什么？

事实上很多时候是孩子自己违背规则在先，而并非孩子自以为的事实那样。可以在录像中启发孩子去观察自己，从而学习如何在真实生活中控制自己的行为。

家长 B：

作为父母，对自己的孩子不能过于关注，让我们的孩子日常化，让孩子在生活中磕磕碰碰地成长，当然，还需要设定一条界限，让孩子知道超过这条界限的过激行为是不被允许的。

家长 C：

当孩子抱怨在学校与同学发生冲突后被老师严厉批评了，认为老师不公平时，我们除了跟孩子一起生气，愤怒，抱怨老师，还可以做什么呢？等孩子平静时，请孩子换位思考老师为何这样做？请孩子思考在这些事情上自己做错了什么？如何改进自己的行为，让孩子面对挫折，适应学校生活，去理解老师的行为也是善意的。

家长 D：

孩子情绪容易失控，有时他们失控说的话是家长在家里抱怨老师的话。这里也提醒各位，孩子的模仿能力非常强，而且他们特别关注我们是怎么看待周围的人和事的。因此，我们要注意自己的言行，特别在平时的交流中，如果我们平时言语充满了对老师的不满，但却要求孩子服从老师，那往往会失败。

治疗师：

1. 情绪是复杂的事，发生发展结束过程经历很多因素。家长需要从四个方面着眼：

（1）了解情绪的特征——过程性，传染性，宣泄性。可参看附件科普文章《别怕！我们一起——写给焦虑抑郁障碍的家人》

http：//www.haodf.com/zhuanjiaguandian/qianying123_4891326921.htm

（2）学习自我情绪管理方法。了解了情绪的特点后，结合自身情况，学习自我情绪管理的方法。比如之前家长反馈的很多观点很重要。a.结合孩子的实际能力，降低对孩子的要求，减少对孩子的压力。b.辅助孩子提高自己，而不是单纯要求孩子。这里需要提醒家长，帮助也是有技巧的。不是代替，而是循序渐进地帮助，以孩子自己能独立发展出能力为目标。这里咱们之前很多行为管理的技巧就可以用得上了。c.站在孩子的位置多理解孩子。当自己想对孩子发脾气时，先问问自己，究竟孩子为什么要这样做，有没有我们没有意识到的地方。

（3）摸索应对孩子情绪的技巧。这里有些家长也已经分享了，我们总结一下。可以使用冷处理、热沟通、慢监督的三部曲方法。所谓冷处理，就是当孩子发脾气出现问题行为时，如果评估没有恶性后果，先主动忽视。所谓热沟通，指父母在观察评估孩子的情绪已经过去时，需要及时主动找孩子沟通，询问当时的背景原因。这里千万注意态度是热情的，不能上来就兴师问罪，批评教育。更好的方式是，问问孩子当时究竟怎么了，"妈妈虽然不明白。但我相信你一定有你的理由。能告诉我么？"了解了孩子的所思所想，再进一步跟孩子协商解决方法，这个时候通常难度不大。所谓慢监督，就是指需要慢慢地持久地监督孩子，与孩子合作，下次发生类似情形需要用新商量出来的办法处理。

（4）反复练习，才能由量变到质变。最后，也是最关键的，需要给各位家长强调，问题行为的消除，良好行为的培养需要时间，功夫需要花在平时。有时我们发现给家长布置的家庭作业完成得并不理想。我们注意到家长们都认为执行功能训练学到的东西很有用。但是仍有部分家长课后没有带领孩子反复练习，那效果肯定大打折扣，单凭医院训练的两个小时是不够的，需要把功夫花在平时。

（四）如何帮助孩子提高自尊心？

治疗师：

自尊心是以积极的自我意像为前提的，也就是说，当个体认为自己是可爱的，他才能肯定自己。有自尊的孩子认为自己是可爱的，自己生命是有价值的，而这两个自我认同的形成，与养育人的态度密切相关。因此，儿童的自尊心需要后天的培养。家长和老师仿佛是镜子，儿童是通过镜子才知道自己的可爱和被接受的程度的。因此，要想提高孩子的自尊感，家长需利用一切可能的机会表扬和肯定孩子。很多家长对儿童的表扬仅限于成绩，但常忽略孩子本身的美好品质。好分数固然值得表扬，但孩子的诚实、直率、朴实、创造性更值得肯定。当我们肯定孩子的良好品质时，其实也是在潜移默化地教会他们欣赏自己，肯定自己。肯定有三种方式：一是表扬行为，如：你今天的考试成绩真好；看你在运动场上的表现真令我自豪。这种表扬使儿童对自己的出色表现感觉良好，但不能影响他们的自我评价；二是表扬个人的品性，这种表扬可以增加儿童的自尊和自信，使他们认为自己是有价值的，如：你能坚持跑下来说明你是一个有毅力的人；你真勇敢。三是自我肯定，只有儿童能够自我肯定时，在遇到批评时，他们才能把行为的错误和自己作为一个人的价值感区别开——他们才会允许自己在行为上偶尔犯错误，因为他们内心明白，虽然这次犯错了，但作为一个人，自己是受到亲友的喜爱并且有价值的。

谈到这里，很多家长会反问"如果一味表扬孩子，看到孩子犯错了也不纠正，那让孩子继续错下去也不行呀。"这里，就涉及如何恰当地反馈孩子的错误来增进孩子的自尊感。我们需要注意两点。第一，需要适当忍受孩子犯错。如果错误的后果无伤大雅，或补救错误的代价在可接受范围，我们不妨给孩子试错的机会。因为，孩子的自主性自我效能感就是在不断的探索调整中逐渐形成的。如果我们做家长的，在孩子稍微出现错误苗头时就指手画脚，这样孩子往往会畏首畏尾，不敢尝新，更害怕犯错，自然他们就难以自尊自信了。第二，反馈错误时需要做到就事论事，对事不对人。这一点很多家长做不到，辅导孩子作业三遍，孩子没学会，家长就会抱怨"你怎么这么笨"；孩子走神了，提醒四次，孩子仍旧走神，家长就会脱口而出"屡教不改，朽木不可雕呀"。殊不知，学龄期的孩子其实特别在意父母的评价，我们一句话脱口而出，孩子也许会惦记好几周，长期下来，会促成他们过度自我否定和自我怀疑。ADHD 的孩子表面看起来大大咧咧，对大人怎么看他们无所谓，但实际上，我们在团体中常发现，等到孩子信任治疗师了，他们会偷偷表达，自己其实是对父母的否定麻木了，并不是不在乎。谈到这里，参加团体训练的孩子家长都知道，孩子们特别在意奖励的贴画，其实这个小小的行为足以透露他们对肯定和表扬的渴望了。

（五）满眼看到的都是孩子的问题怎么办？

家长 A：

看到孩子全是问题，无论怎样也看不到孩子的优点，这怎么办？

家长 B：

孩子不自律，家长的情绪心态如何调整？

家长 C：

总是盯着孩子不如意的地方看，怎么办？

家长 D：

孩子的问题到底是因为家长过多的关注引起的，还是孩子本身的问题引起了家长过多的关注？

治疗师：

各位家长当下的行为是典型的"问题取向"，想要改变，需要学习使用"资源取向"的视角。具体理论请参看前面的理论介绍部分。如何从"问题取向"转变到"资源取向"呢？

1．家长需要学习自我调节情绪的方法。家长看到自己的孩子全是缺点、问题，看不到任何优点，往往不是孩子真没有优点，而是家长在多重压力下过度焦虑，从而看问题的角度更容易消极取向所导致的。孩子被诊断为 ADHD 后，家长不得不面对学校、社会、家庭等多重压力，很多家长难以接受，焦虑不安、无助、自责，不知如何应对。这种情绪状态，多数人都无法长期承受。因此家长们往往求治心切，特别希望孩子的问题行为早日彻底消失。"求治心切"的心理自然导致家长对孩子的注意力分散、多动冲动、拖延等问题行为过度关注。人的注意范围是有限的，如果对消极方面过度关注，久而久之，就越来越不擅长关注积极的方面了。因此，各位家长如果想要从"看孩子满身都是问题"的状态中走出来，学习自我调节情绪，降低自身的焦虑水平，减少自身的不良情绪就显得至关重要了。如何自我调节和管理情绪，在前面的问题（三）中有详细介绍，这里就不赘述了。

2．了解行为的特点，逐渐辅助孩子减少问题行为。要想减少问题行为，可以通过强化增加良好行为或消退减少不良行为的方法来实现。正性强化、示范、消退法、暂时隔离、代币法是常见的减少问题行为的方法，其中正性强化、示范、代币属于增加良好行为，消退法、暂时隔离属于减少不良行为。

（1）正性强化和示范：正性强化指及时发现孩子的良好行为给予及时恰当的奖励，奖励分为精神奖励（表扬、赞赏）、物质奖励（玩具、书、食物等）、活动奖励（如看电视或打游戏 10 分钟）。家长可以尝试放下侦察员式的眼光与态度，多发现孩子的良好行为，及时鼓励，夸奖，或给予适当物质奖励，这样孩子的良好行为就不断被强化增加，自然问题行为就逐渐减少了。同时家长也可以做示范，例如，咱们训练的多家庭团体互动环节，有的家长做得就很好，他们紧跟治疗师的步伐，积极练习和操作，这种言传身教，自然带领孩子也习得了遵守课堂纪律、保持专注力的良好行为。相反，个别家长在这个环节或者摆弄手机，或者跟孩子在课堂上交头接耳。不难想象，这样家庭里的孩子因为缺乏榜样的示范作用，想要习得专注力会更加困难。因此，家长的做法会直接或间接地影响到孩子的行为，家长唯有以身作则，才能真正帮助孩子减少问题行为。

（2）消退法：通过消除不良行为的强化物使不良行为消退。孩子如果每次都通过一些问题行为来得到自己想要的（比如，反复哭闹就能玩游戏），那孩子就逐渐习得这种方式，也会一直保持这种行为。家长们需要做的就是不要过度关注或提供强化物来助长孩子的这种问题行为，而是通过忽视的方法，让孩子得不到问题行为带来的他们想要的强化物，久而久之，问题行为由于缺乏强化物的强化，就自然消退了。

（3）暂时隔离，当孩子出现某种不良行为时，可以让孩子待在一个单独的地方，待平静后再进行沟通。比如我们的儿童课堂，有一个纪律是，一次下座位提醒一次，两次下座位扣卡片一张，三次下座位离开教室五分钟，这就是典型的暂时隔离法。

（4）代币制，当孩子表现出良好行为时可予以卡片、积分，当出现不良行为时则扣除卡片、积分，根据卡片或积分数予以相应奖赏，以此强化良好行为，消退不良行为。

（六）家长如何协作来管理孩子？

家长 A：

因为教育孩子的问题，夫妻之间也总吵架，应该怎么合作？

家长 B：

有的时候孩子写作业磨蹭，我和孩子发火，想着让爸爸给调节一下，结果爸爸揍他一顿，怎么能配合着管好孩子？

家长 C：

我们家基本只有我一人管孩子，爸爸根本不管。

治疗师：

有关 ADHD 儿童，我们与其说是患有某种障碍，不如说是孩子成长过程中需要特殊的养育技巧。作为家长，一旦掌握了这些技巧，再加上专业人员的指导（必要时用药），其实 ADHD 对孩子的影响就不那么大了。既然提到养育 ADHD 儿童需要特殊的技巧，其实也就意味着养育他们需要学习和投入的精力比一般孩子要多得多。因此，家里有了 ADHD 的孩子，更需要父母共同参与，互相分担，彼此扶持。我们在训练中经常发现，那些父母同时来参加训练的孩子常比仅有一位家长来参加训练的孩子康复的效果好。所以前面家长提到的爸爸根本不管是很不利的，需要想办法让爸爸参与到养育孩子中来。但是邀请爸爸参与到养育中，并不是一件容易的事情，需要妈妈的坚持和技巧。这里举个例子。然然参加了两期我们组织的训练，结束后，然然不仅症状获得了明显改善，他的家庭气氛都融洽了很多。他的第一期训练，是妈妈陪伴参加的，结束时，妈妈表示收获非常大，认识了很多自己之前的养育误区，也学习了很多有效的教养方法。等我们举办第二期时，妈妈主动邀请然然爸爸跟我们的治疗师提前沟通。沟通时，这位父亲非常固执，一边数落妻子教养如何错误和失败，一边表示认为训练根本不会有作用。治疗师并没有跟他争辩，而是邀请他参加前两次的训练。参加两次后，奇迹发生了，这位爸爸不仅不再提认为训练无效了，而且积极参与训练的各环节，有一次妈妈不在，爸爸还坚持带然然过来了。结束时，然然爸爸表示，"特别感谢训练，感谢治疗师，感谢团体中各位家长的真诚分享，改变了我很多固执的错误观念。现在我会欣赏我爱人的好的教育方法，也会对自己的教育方法进行反思。我发现我们的夫妻关系改善了，孩子的状态也随着改善。我的教育方法变松弛了，孩子的问题反而减少了"。通过然然的例子我们可以看到父母同时参与的重要性，我们也可以了解邀请之前参与养育较少的家长参与到养育中是有可能的，但我们需要耐心和技巧。

下面简单谈谈父母如何精诚合作的问题。①日常养育中，父母需要合理分工，可以有各自的风格。比如可以爸爸抓学习，妈妈抓生活；爸爸严厉，妈妈宽松。这样不仅可以使养育高效，而且可以使养育轻松。以家长 B 的问题为例，这两个家长同时抓学习，而且都是暴脾气风格，势必达不到效果。这个家庭也许可以尝试，父母私下沟通好，学习由谁来主管，谁是辅助，谁唱红脸，谁唱白脸。有了这个沟通前提，当唱白脸的妈妈在孩子写作业拖延时严厉批评并发脾气导致孩子沮丧时，爸爸可以伺机加入扮演红脸，给孩子鼓励和下台阶的机会（比如对孩子说"妈妈刚才脾气太大了，你一定很委屈吧"然后给个台阶"但你也知道妈妈就是这个臭脾气，不过你冷静想想，其实她说得还是有道理的，写作业需要在一定时间内完成，如果过分拖延，既影响你休息，也不利于你培养好的习惯。你稍微休息一下，发泄发泄，然后咱们继续。那时候估计妈妈的脾气也过去了"），等母子的冲突过去后，继续由妈妈管教孩子的学习。但这种不同风格的配合，并不等于互相拆台。这里，我们要强调另一点。②矫正问题行为，父母需要保持一致。还是回到刚才的例子，我们可以注意，这个唱红脸的爸爸虽然当时批评了妈妈的臭脾气，但并没有批评妈妈对拖延的矫正原则，这就做到了在矫正问题行为情境下，父母保持一致。但现实情境中，往往很难操作。家长 A 的问题就是常见的现象。当配偶矫正孩子的问题行为时，我们经常并不认同，一旦配偶在矫正过程中与孩子发生冲突，我们经常不自觉地就站出来替孩子说话，并指责配偶，甚至与配偶发生冲突，其实这就没有做到父母保持一致了。这种情形，我们建议在矫正现场，先尊重并支持主要矫正者的矫正原则（如果实在做不到支持，至少不能当场反对），等矫正结束后，私下跟配偶沟通自己对这个矫正过程的看法，并协商出夫妻双方都认可的下一次的矫正计划。如果夫妻双方达不成一致，可以按照一方的矫正计划各尝试一周，然后根据效果，再协商双方能接受的矫正计划。

（七）老师告状孩子违反纪律，家长如何应对？

家长 A：

父母需要合理分工，有效配合。我觉得父母两个人在教育中，一个主要负责教育孩子，另一个少插手，但对方需要时，该出手时就出手的配合很重要。我家里就是一个红脸一个白脸，给孩子弹性空间，效果不错。比如遇到孩子犯事老师告状，在我家就是妈妈很严厉地来管理，我事后会单独安慰孩子，鼓励孩子表达他的委屈。

家长 B：

我认为首先我要冷静，不能一听到孩子犯事就恼火，如果我恼火的时候跟孩子沟通，通常都是批评责罚，这样一来，孩子就越来越不愿意跟我沟通。现在我的方法变了，如果我发现我不够冷静，我就先到别的房间冷静下来再处理。第二，要给孩子解释和宣泄的机会，不能一棒子打死，不等孩子解释就批评孩子。我以前就是直接训斥孩子，结果孩子很长时间都不跟我说学校的事情。第三，引导孩子尊重老师。以前我都是训斥完了给孩子讲道理，要求他理解老师，发现行不通。现在我反过来，先允许孩子充分表达，等他宣泄完了解释完了，我再给孩子分析冲突过程，帮助孩子理解老师。我发现虽然所做的事情是一样的，但是在调换言行的先后次序后，效果截然不同——我允许孩子宣泄完了，我再引导，他通常都很配合。

治疗师：

使用系统观的观点，这个问题涉及家长，孩子，老师三个方面，家长作为其中一方，需要注意：①告诉自己，每个人做事一定有他自己充分的理由，即使这件事在别人看起来非常的错误。所以我们需要先问自己，有关违反纪律这件事情，自己怎么理解？老师怎么理解？孩子怎么理解？这一点，很多家长都做不到。他们或者只是单纯听老师一面之词，事后责备孩子；或者只是单纯听孩子的，事后袒护孩子责难老师。第一种家长会跟我们争辩，老师当然不会说瞎话了，自己的孩子自己最了解，他就是手贱，就该罚。但是他们不知道，虽然老师看见了孩子动手打同学，但也许老师并没有了解孩子动手前其实是对方先搞了恶作剧。如果我们不给孩子分辩的机会就贸然责罚孩子，必然导致亲子关系紧张，孩子的管教也就越来越困难。第二种家长一样，对学校和老师完全不信任，一味包庇袒护孩子，结果也只能是造成家庭与学校的关系紧张，孩子的问题行为也自然难以消退。因此，这些片面的做法都是不可取的，我们做家长的需要有系统观，三个方面都兼顾，才能处理得当。②给自己和孩子情绪宣泄的空间。前面两位家长的分享，就是很好的范例。③恰当使用一些技巧，比如之前家长分享的父母分工合作都是很好的缓解危机的办法。

## 三、ADHD 特征与治疗方面

（一）家长如何看待孩子患 ADHD？为什么要参加训练？

家长 A：

我这样告诉我的孩子，每个人都有优点和长处，也有缺点和短处，来训练就是来学习，发扬优点，改变缺点，帮助自己变得比以前更好。我这么说孩子可以接受，没有心理压力。

家长 B：

我认为不去给孩子讲长处短处，不给孩子定性也很关键。我认为心理健康最重要，训练能给孩子减压，促进他自然成长就足够了。

家长 C：

到这里来训练学习，孩子可以学会如何交小伙伴，如何维护友谊。这里的孩子有同样的注意力或冲动问题，他们在学校通常有很多类似的不愉快的遭遇，小伙伴更容易相互理解和支持。我一直很注意帮助孩子找伙伴，平时在班级里帮助他找伙伴，从家长交朋友开始，逐渐通过家庭聚会方式帮助孩子建立同伴关系。这样孩子在学校被欺负，也不害怕孤单了。

家长 D：

我觉得我陪孩子参加训练最大的收获，就是观念改变了。以前觉得自己的孩子只要是为他好，就可以教训他。现在觉得应该尊重他，将来他会有属于他的人生。

治疗师：

感谢你们这么丰富而有意义的分享。我想强调的是：家长和孩子摆正来参加训练的心态，真正理解训练的目的和意义，并掌握训练起效的决定因素，可能会让我们的训练事半功倍。所以，第一，在为什么要训练这个问题上，我们非常同意之前家长"去疾病化，去标签化，去问题化"的观点。咱们的孩子因为注意力等问题已经在学校受到来自老师和同学的不少不公正待遇了，比如曾经有小朋友抱怨，在学校被小伙伴歧视"你有病，有多动症，还吃药"。还有家长指出来，有的小朋友并不接受自己的诊断，他们会问"我没病，为什么要到医院来上课"。因此，有关我们来参加训练的目的，我们不妨更多地去强调训练能给我们带来什么，而不去刻意解释训练是为了治疗什么，这样的做法有助于减去疾病标签给孩子的心理压力，是明智的。以此类推，在训练间期的日常生活中，我们也可以强化优点、淡化问题，这样会进一步去除病耻感给孩子的压力。第二，训练起效的决定因素我也想强调一下。咱们训练如果期待疗效最大化，是需要把功夫花在平时和课间的。什么意思呢？就是我们上课教授的儿童执行技能，需要家长辅助和监督孩子在课下运用和练习，并辅以恰当的奖励措施来鼓励孩子实施和使用这些技能，这样这些技能才能真正为孩子所掌握，才能真正帮助孩子使用这些技能来应对注意力和冲动控制问题给他们带来的困扰。

（二）孩子对感兴趣的事情可以很投入，例如搭乐高，但其他方面例如学习注意力不集中，这算 ADHD 吗？

治疗师：ADHD 的全称是注意缺陷与多动障碍，其注意缺陷的特点是对于那些有一定难度和复杂性、需要耗费较大精力、相对枯燥、短期内看不到成效的事情（比如看书学习，完成复杂计划）保持注意力困难。但对于那些相对简单、消耗精力小、短期内就能有成效的事情（看电视、玩游戏等）则注意力没有问题。Brown 教授还发现，有些 ADHD 患儿虽然学习和日常任务完成方面注意力缺陷明显，但在做某些特定事情时（比如制作复杂模型可坚持数小时）反而表现出超常的注意力。因此孩子对乐高的投入不代表没有 ADHD 问题，但凡学习和日常生活需要持续注意的情况无法保持一定时间的专注力的儿童都有 ADHD 风险，需要专业人员排查。另一方面，孩子玩乐高能长时间集中注意力的现象也提示我们，如果对孩子因材施教，给予恰当的教育和培养，他们在某些特殊方面也能做到优秀，比如泳坛健将飞鱼"菲尔普斯"，创立锤子手机的罗永浩……他们其实都曾经受到 ADHD 的困扰。

有一点补充，家长经常询问，如何帮助孩子在学习上提高注意力，以下几点可供参考。①建议和孩子一起培养学习的乐趣，陪他去思考，让孩子感受到思考的乐趣。当孩子在学习的世界里有更多思考时，有助于延长孩子的注意力时间。②在提高注意力上，要先从孩子感兴趣、容易的事情上入手，如搭乐高、运动、游戏、家务、手工、漫画书等，并逐渐把这种能力迁移到学习上来。③循序渐进，不要心急，接受注意力提高的过程性；④善于发现孩子的进步，及时表扬奖励。

（三）ADHD 与正常活泼儿童的区别是什么？

正常儿童也可能表现活泼好动，但好动多表现在特定的情景下，如课后游戏、户外活动等，在需要安静或有纪律约束的场合多能保持不动，在学习、伙伴交往和家庭中表现良好。

而 ADHD 儿童比一般活泼儿童表现要严重，他们注意保持的时间过短、活动水平太高、冲动控制能力太差，在教室、操场、家庭多个场合表现得与年龄不相称。他们难以完成作业，与伙伴相处不好，由于没有家长监督就不能遵守指令完成任务，经常导致家庭冲突。这些问题损害了孩子的适应能力，即使年龄增长也很难完全恢复，因此不能被视为正常。如果您的孩子是这样，不重视这些问题，或者容忍孩子慢慢成熟都可能对孩子的心理和社会功能造成危害。

（四）ADHD 是怎么产生的？

ADHD 的病因至今没有完全研究清楚。现有的研究表明多动症是一种遗传病，并且是复杂的多基因遗传病，还受到多种自然和社会环境因素的影响，是遗传和环境因素的共同作用导致了多动症，不是儿童道德品质的问题，也不是单纯教养不良所致。

自从人类基因组计划开展以来，很多医学科学家都提出对未来医疗的设想，其中之一就是破译基因密码，根据基因图谱准确地诊断和治疗。近年来对多动症的遗传学研究已经发现了许多与多动症发病相关的基因。这些基因控制着脑内重要的化学物质，正是这些化学物质的变化，使得大脑"司令部"的功能降低，对行为的管理能力下降，出现多动、注意力不集中的症状。

（五）孩子长大多动症状就会好转吗？

如果不经治疗，学龄期多动症儿童 70% 的症状将持续到青春期。尽管大多数孩子的多动水平会降低，但可能出现学习困难、和家长老师对抗、违纪、攻击、逃学或被停课，约有 35% 的人开始酗酒，甚至吸毒。

30% 的多动症儿童症状将一直延续到成年。他们常有不良的工作记录和经常处于低靡的工作状态，在工作上显得力不从心，无法独立工作，不能守时并按时完成任务，不能持续、高效地工作，无法与同事友好相处。因此他们频繁更换工作，其社会经济地位经常低于其他人，出现反社会行为、药物成瘾、违法犯罪的危险性也是一般人的 5 ~ 10 倍。可见，多动症对患者日常生活和社会功能所产生的不良后果远远超出了疾病本身。

（六）孩子的注意力问题，真的通过做练习就行吗，需不需要药物治疗？如服药，吃到什么时候？药物是一些兴奋性的物质，类似毒品，会上瘾吗？

1. 关于药物治疗

我们这个团体治疗是非药物治疗，有关药物治疗的知识这里只能分享我们作为治疗师的经验，最终有关药物治疗的决策还应询问专业的医生。对于药物治疗的作用，临床医生经常用下面的比喻来解释。存在 ADHD 问题的儿童仿佛就是元帅睡着了的军队，由于缺乏元帅的领导和监控，士兵们都纪律涣散，出现各种问题行为。药物的作用就是帮助唤醒沉睡的元帅，这样纪律涣散的军队又能恢复战斗力。因此药物治疗一直是 ADHD 重要的治疗选择，其疗效不可否认。

但药物治疗也存在系列问题，就像家长们关心的，是否会成瘾？是否影响生长发育？需要吃多久？①有关成瘾。ADHD 主要治疗药物包括两类，哌甲酯类和托莫西汀类。前者哌甲酯类在动物实验注射给药有成瘾风险，而在临床情况下，目前没有证据显示哌甲酯的医疗性使用会产生依赖。相反，多项研究报告，使用中枢兴奋药治疗的青少年 ADHD 患者发生其他物质成瘾的危险明显低于不治疗者。②有关影响生长发育等不良反应。临床随访观察发现 ADHD 患儿使用药物治疗影响生长发育的情况很少，少数病例与服药后食欲下降未能及时进行饮食调整有关，如果能保证每日营养摄入，通常不会影响生长发育。药物对生长激素也没有影响。③有关使用疗程。ADHD 的药物治疗都是对症治疗，这也就意味着一旦停药，症状就有波动风险。但这也并不意味着一旦用药就需要长期使用了。具体情况还需要听医生的指导。比如有些患儿随着年龄增长症状自行缓解，这时经过医生评估后就可以停药。因此 ADHD 药物治疗的疗程是个体化的，因人而异的，需要临床医生根据具体情况来判断。

2．关于非药物治疗究竟在什么情况下采用

常见选择非药物治疗的情况如下。

（1）病情较轻，社会功能受损不明显，可先尝试非药物治疗。

（2）药物治疗无效，药物治疗不良反应难以忍受，可尝试非药物治疗。

（3）虽然药物治疗有效，但不能解决全部临床问题，比如有些患儿虽然症状改善了，但是家庭关系、同伴关系仍旧不良，或者拖延情况仍旧明显，或者学习成绩提高不明显等，也可尝试药物联合非药物治疗进一步提高疗效。

（钱 英 杨 莉 王 冲）